ニュートン超《ちょう》図《ず》解《かい》新《しん》書《しょ》

最《さい》強《きょう》に面《おも》白《しろ》い
人《じん》体《たい》
取《とり》扱《あつかい》説《せつ》明《めい》書《しょ》編《へん》

はじめに

スマートフォンなどの新《あたら》しいツールや，リモートワークなどの新《あたら》しいはたらき方《かた》によって，私《わたし》たちの生活《せいかつ》は大《おお》きく変化《へんか》してきました。私《わたし》たちは常《つね》に，自分《じぶん》の体《からだ》を生活《せいかつ》の変化《へんか》にあわせる必要《ひつよう》があります。

新《あたら》しい生活《せいかつ》に適応《てきおう》して，健康《けんこう》を維持《いじ》し，体《からだ》のパフォーマンスを最大限《さいだいげん》に発揮《はっき》するには，体《からだ》の構造《こうぞう》と正《ただ》しい使《つか》い方《かた》を知《し》っておくことがたいせつです。まちがった体《からだ》の使《つか》い方《かた》は，体《からだ》の不調《ふちょう》をまねいてしまいます。たとえば，スマートフォンを見《み》るときの独特《どくとく》の姿勢《しせい》は，頭《あたま》を支《ささ》えるために，首《くび》と肩《かた》の筋肉《きんにく》に大《おお》きな負荷《ふか》がかかります。その姿勢《しせい》をつづけると，首《くび》の痛《いた》みやひどい肩《かた》こりを引《ひ》きおこしてしまいます。

　本書《ほんしょ》は，人体《じんたい》を家《か》電製品《でんせいひん》などの道《どう》具《ぐ》にみたて，体《からだ》の構造《こうぞう》や正《ただ》しい使《つか》い方《かた》をわかりやすく紹介《しょうかい》する1冊《さつ》です。体《からだ》を使《つか》ううえでとくに注《ちゅう》意《い》したい内容《ないよう》を紹介《しょうかい》したページには警告《けいこく》マーク（⚠）を，体《からだ》にとっていいと考《かんが》えられる内容《ないよう》を紹介《しょうかい》したページにはGoodマーク（👍）をつけてあります。どうぞお楽《たの》しみください！

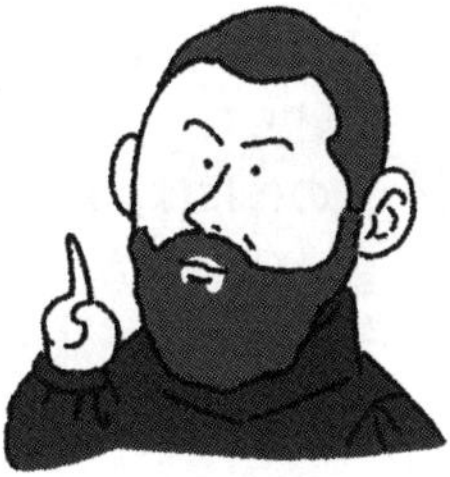

ニュートン超図解新書《ちょうずかいしんしょ》

最強《さいきょう》に面白《おもしろ》い

人体《じんたい》 取扱説明書編《とりあつかいせつめいしょへん》

第《だい》1章《しょう》

骨《ほね》と筋肉《きんにく》，肌《はだ》の取扱説明書《とりあつかいせつめいしょ》

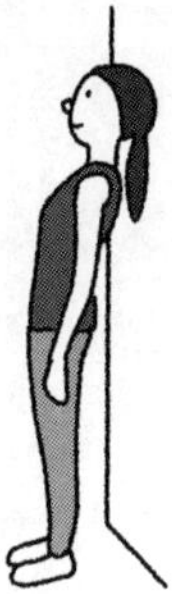

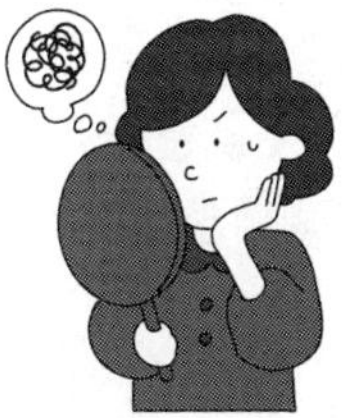

第《だい》2章《しょう》
鼻《はな》と肺《はい》，血管《けっかん》と心臓《しんぞう》の取扱説明書《とりあつかいせつめいしょ》

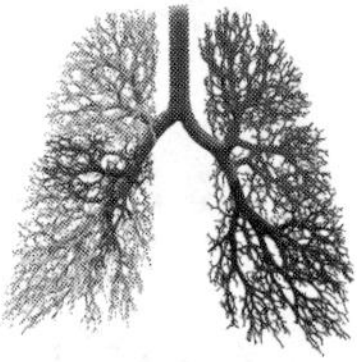

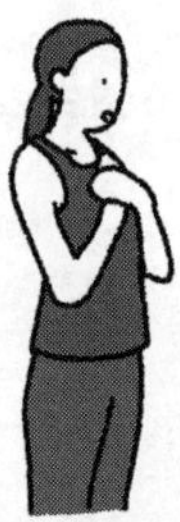

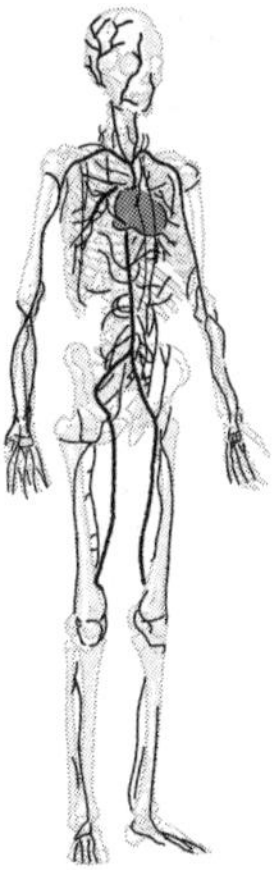

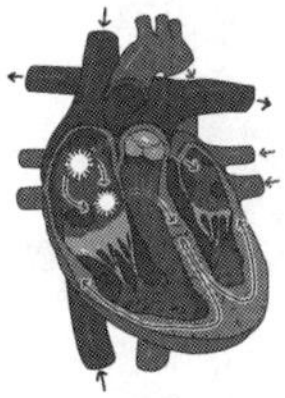

第《だい》3章《しょう》
目《め》と耳《みみ》の取扱《とりあつかい》説明書《せつめいしょ》

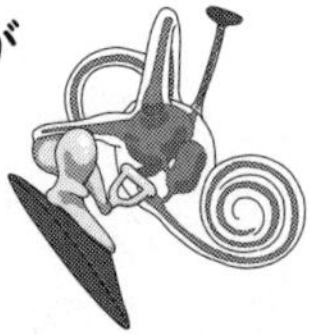

第《だい》4章《しょう》

胃腸《いちょう》，肝臓《かんぞう》，腎臓《じんぞう》の取扱説明書《とりあつかいせつめいしょ》

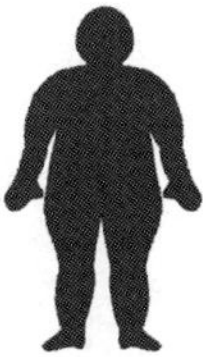

第《だい》5章《しょう》
脳《のう》と神経《しんけい》の取扱説明書《とりあつかいせつめいしょ》

【本書《ほんしょ》の主《おも》な登場人物《とうじょうじんぶつ》】

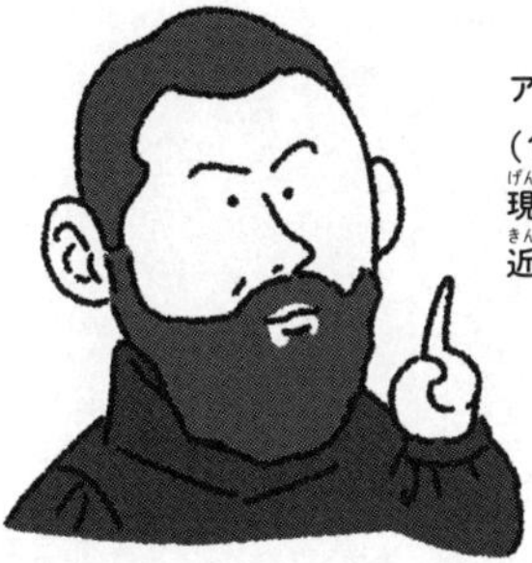

アンドレアス・ヴェサリウス

（1514～1564）

現在《げんざい》のベルギー出身《しゅっしん》の解剖学者《かいぼうがくしゃ》。
近代解剖学《きんだいかいぼうがく》の創始者《そうししゃ》といわれている。

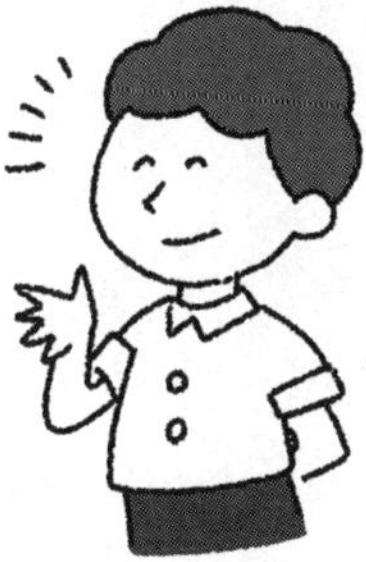

中学生《ちゅうがくせい》

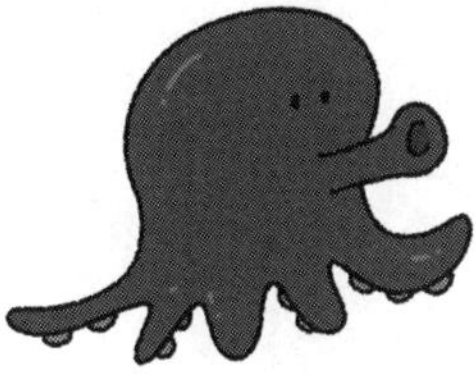

タコ

第《だい》1章《しょう》

骨《ほね》と筋肉《きんにく》，肌《はだ》の取扱説明書《とりあつかいせつめいしょ》

人間《にんげん》の体《からだ》の骨《ほね》や筋肉《きんにく》，肌《はだ》は，家電製品《かでんせいひん》でいえば，製品《せいひん》の基本的《きほんてき》な構造《こうぞう》をつくる部分《ぶぶん》といえるでしょう。第《だい》1章《しょう》では，骨《ほね》と筋《きん》肉《にく》，肌《はだ》の取《と》り扱《あつか》い方《かた》をみていきましょう。

1 大人《おとな》の体《からだ》には，合計《ごうけい》206個《こ》の骨《ほね》がある

骨《ほね》がつくる構造《こうぞう》を，「骨格《こっかく》」という

人《ひと》が重力《じゅうりょく》に逆《さか》らって姿勢《しせい》を保《たも》ち，立《た》って歩《ある》くことができるのは，骨《ほね》があるためです。

脳《のう》を格納《かくのう》する「頭蓋骨《とうがいこつ》」，首《くび》からおしりにかけてつらなって体全体《からだぜんたい》の支柱《しちゅう》となる「脊柱《せきちゅう》」（いわゆる背骨《せぼね》），太《ふと》ももの「大腿骨《だいたいこつ》」など，合計《ごうけい》206個《こ》の骨《ほね》が成人《せいじん》の体《からだ》を支《ささ》えています。これらの骨《ほね》がつくる構造《こうぞう》を，「骨格《こっかく》」といいます。

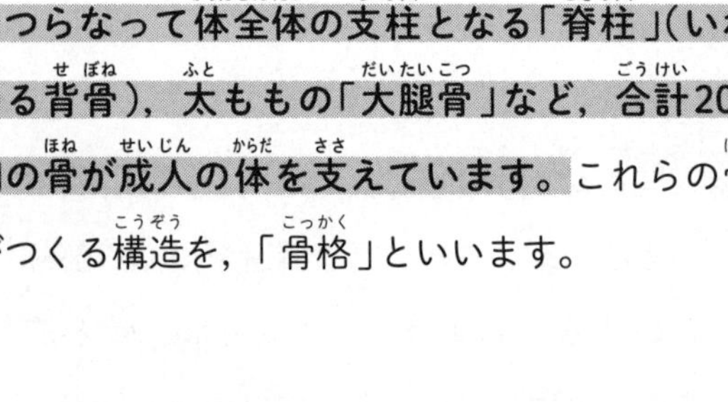
約《やく》200個《こ》も骨《ほね》があるんだね！

1 前《まえ》から見《み》た骨格《こっかく》

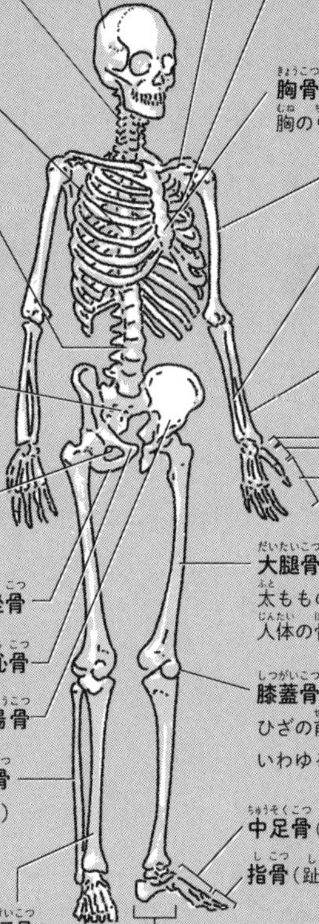

頭蓋骨《とうがいこつ》（7個《こ》＋8対《つい》）
脳《のう》を格納《かくのう》します。23個《こ》の骨《ほね》が組《く》み合《あ》わさったもの。眼球《がんきゅう》をおさめるくぼみは「眼窩《がんか》」とよばれます。

頸椎《けいつい》
脊柱《せきちゅう》のうち，頭部《とうぶ》を支《ささ》える首《くび》の部分《ぶぶん》。

胸椎《きょうつい》
脊柱《せきちゅう》のうち，肋骨《ろっこつ》と接続《せつぞく》して胸《むね》を支《ささ》える部分《ぶぶん》。

腰椎《ようつい》
脊柱《せきちゅう》のうち，腰《こし》を支《ささ》える部分《ぶぶん》。重《おも》いものを持《も》ち上《あ》げたりするときに大《おお》きな負荷《ふか》がかかります。

仙骨《せんこつ》
5個《こ》の仙椎《せんつい》が成人《せいじん》までに一《ひと》つにつながった骨《ほね》。

尾骨《びこつ》
4～5個《こ》の尾椎《びつい》が成人《せいじん》までに1～2個《こ》につながった骨《ほね》。しっぽの名《な》ごり。

寛骨《かんこつ》（**坐骨《ざこつ》**・**恥骨《ちこつ》**・**腸骨《ちょうこつ》**）
坐骨《ざこつ》・恥骨《ちこつ》・腸骨《ちょうこつ》が成人《せいじん》までに一《ひと》つにつながった骨《ほね》。

腓骨《ひこつ》
すね（ひざからくるぶしまで）の小指側《こゆびがわ》にある細《ほそ》い骨《ほね》。

脛骨《けいこつ》
すねの親指側《おやゆびがわ》にある太《ふと》い骨《ほね》。

鎖骨《さこつ》
肩《かた》の位置《いち》を外側《そとがわ》に保《たも》ちます。最《もっと》も折《お》れやすい骨《ほね》の一《ひと》つ。

肋骨《ろっこつ》（12対《つい》）
あばら骨《ぼね》。肺《はい》や心臓《しんぞう》などを守《まも》ります。背中側《せなかがわ》で胸椎《きょうつい》と接続《せつぞく》しています。

胸骨《きょうこつ》
胸《むね》の中央《ちゅうおう》にある骨《ほね》。

上腕骨《じょうわんこつ》
上腕《じょうわん》（二《に》の腕《うで》）の骨《ほね》。

尺骨《しゃっこつ》
前腕《ぜんわん》（ひじから手首《てくび》まで）の小指側《こゆびがわ》にある骨《ほね》。

橈骨《とうこつ》
前腕《ぜんわん》の親指側《おやゆびがわ》にある骨《ほね》。

手根骨《しゅこんこつ》（8個《こ》）

中手骨《ちゅうしゅこつ》（5個《こ》）

指骨《しこつ》（14個《こ》）

大腿骨《だいたいこつ》
太《ふと》ももの骨《ほね》。
人体《じんたい》の骨《ほね》で最大《さいだい》。

膝蓋骨《しつがいこつ》
ひざの前面《ぜんめん》を守《まも》ります。
いわゆるひざの皿《さら》。

中足骨《ちゅうそくこつ》（5個《こ》）

指骨《しこつ》（趾骨《しこつ》とも。14個《こ》）

足根骨《そっこんこつ》（7個《こ》）

骨密度《こつみつど》は，40代後半《だいこうはん》ごろから徐々《じょじょ》に低下《ていか》

骨《ほね》のかたさは，骨《ほね》の成分《せいぶん》であるリン酸《さん》カルシウムなどの密度《みつど》（骨密度《こつみつど》）で決《き》まります。骨密度《こつみつど》は20歳《さい》ごろに最大《さいだい》となり，30代《だい》ごろまで保《たも》たれます。ところが，40代後半《だいこうはん》ごろから徐々《じょじょ》に低下《ていか》していきます。骨密度《こつみつど》が低下《ていか》して骨《ほね》がもろくなるのが「骨粗鬆症《こつそしょうしょう》」で，とくに女性《じょせい》に多《おお》いので注意《ちゅうい》が必要《ひつよう》です。

運動《うんどう》したり歩《ある》いたりして骨《ほね》に負荷《ふか》がかかると，骨《ほね》の成分《せいぶん》が多《おお》くつくられ，骨密度《こつみつど》が高《たか》まります。骨密度《こつみつど》の低下《ていか》を防《ふせ》ぐには，適度《てきど》に歩《ある》くことが有効《ゆうこう》です。

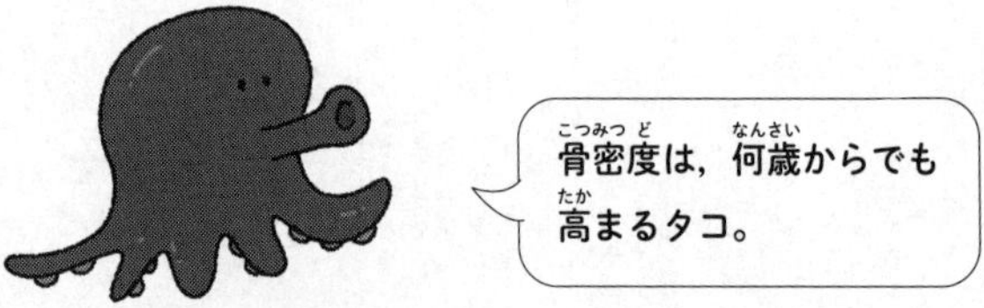
骨密度《こつみつど》は，何歳《なんさい》からでも高《たか》まるタコ。

— 骨格《こっかく》 —

2 脊柱《せきちゅう》は，体全体《からだぜんたい》を支《ささ》える大黒柱《だいこくばしら》

「椎骨《ついこつ》」がつらなった構造《こうぞう》をしている

人《ひと》の背中《せなか》を首《くび》からおしりにかけて縦《たて》に走《はし》る脊《せき》柱《ちゅう》は，体全体《からだぜんたい》を支《ささ》える，人体《じんたい》の大黒柱《だいこくばしら》ともいうべき骨《ほね》です。

脊柱《せきちゅう》は，33～34個《こ》の「椎骨《ついこつ》」がつらなった構《こう》造《ぞう》をしています。場所《ばしょ》によって，「頸椎《けいつい》」「胸椎《きょうつい》」「腰椎《ようつい》」「仙骨《せんこつ》」「尾骨《びこつ》」とよばれます。頸椎《けいつい》は頭部《とうぶ》を支《ささ》える首《くび》の部分《ぶぶん》，胸椎《きょうつい》は肋骨《ろっこつ》と接続《せつぞく》して胸部《きょうぶ》を支《ささ》える部分《ぶぶん》，腰椎《ようつい》は腰《こし》を支《ささ》える部分《ぶぶん》，仙骨《せんこつ》と尾《び》骨《こつ》は骨盤《こつばん》に含《ふく》まれる部分《ぶぶん》です。なかでも腰椎《ようつい》は，重《おも》いものを持《も》ち上《あ》げるときなどに，大《おお》きな負荷《ふか》がかかる椎骨《ついこつ》です。

成長《せいちょう》するにつれて，一《ひと》つにつながる骨《ほね》も

脊椎《せきつい》が支《ささ》える上半身《じょうはんしん》の荷重《かじゅう》を受《う》け止《と》めて，左《さ》右《ゆう》の大腿骨《だいたいこつ》へふりわけるのが，「骨盤《こつばん》」です。骨《こつ》盤《ばん》は，脊柱《せきちゅう》の下部《かぶ》にある仙骨《せんこつ》と尾骨《びこつ》と，「寛骨《かんこつ》」からなる骨《ほね》です。

仙骨《せんこつ》，尾骨《びこつ》，寛骨《かんこつ》は，誕生時《たんじょうじ》に細《こま》かく分《わ》かれていた骨《ほね》が，成人《せいじん》になる過程《かてい》でまとまったものです。このように人《ひと》の骨《ほね》の中《なか》には，成長《せいちょう》するにつれて，一《ひと》つにつながる骨《ほね》も少《すく》なくありません。

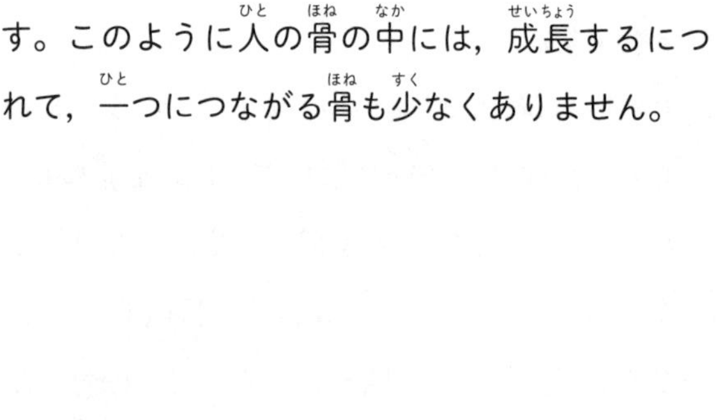
骨盤《こつばん》は太《ふと》ももの筋肉《きんにく》の起点《きてん》となるのだ。また，男女《だんじょ》で形《かたち》が異《こと》なるのだ。

2 うしろから見《み》た骨格《こっかく》

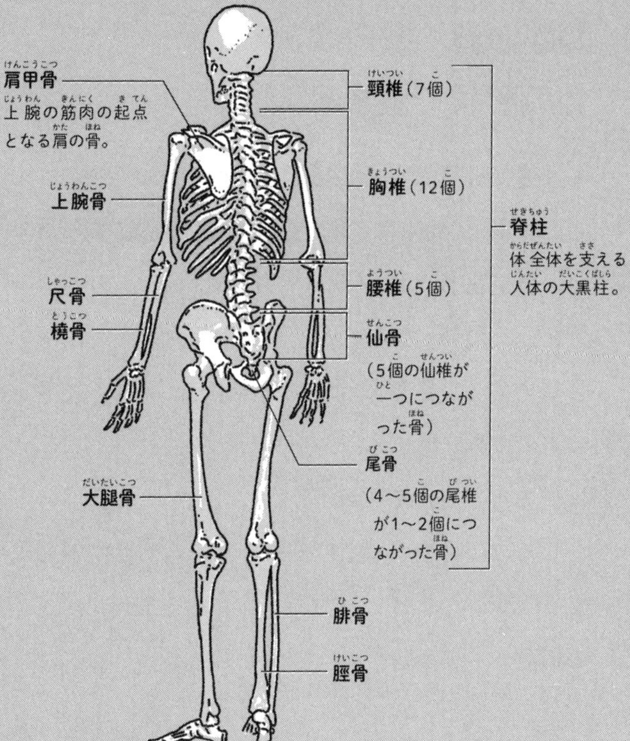

3 人《ひと》の体《からだ》には，およそ260個《こ》の関節《かんせつ》がある

関節《かんせつ》が動《うご》く方向《ほうこう》は，骨《ほね》の形状《けいじょう》で決《き》まる

人体《じんたい》には，およそ260個《こ》もの関節《かんせつ》があります。関節《かんせつ》が動《うご》く方向《ほうこう》は，骨《ほね》の形状《けいじょう》で決《き》まります。たとえば肩関節《かたかんせつ》や股関節《こかんせつ》は，丸《まる》いボール状《じょう》の凸部《とつぶ》分《ぶん》と，その受《う》け皿《ざら》となる凹部分《おうぶぶん》の組《く》み合《あ》わせからなります。この形状《けいじょう》は「球関節《きゅうかんせつ》」とよばれ，複数《ふくすう》の方向《ほうこう》に動《うご》かせます。

一方《いっぽう》，ひざやひじの関節《かんせつ》は，円柱状《えんちゅうじょう》の凸部分《とつぶぶん》と，その受《う》け皿《ざら》となる凹部分《おうぶぶん》の組《く》み合《あ》わせで，ちょうつがいのように一方向《いちほうこう》にしか動《うご》きません。この形状《けいじょう》は「蝶番関節《ちょうばんかんせつ》」とよばれます。

3 肩《かた》の関節《かんせつ》

右肩《みぎかた》の関節《かんせつ》をえがきました。上腕骨《じょうわんこつ》の上端《じょうたん》にあるボール状《じょう》の凸部分《とつぶぶん》（①）と，肩甲骨《けんこうこつ》にある凹部分《おうぶぶん》（②）をつなぐ関節《かんせつ》です。

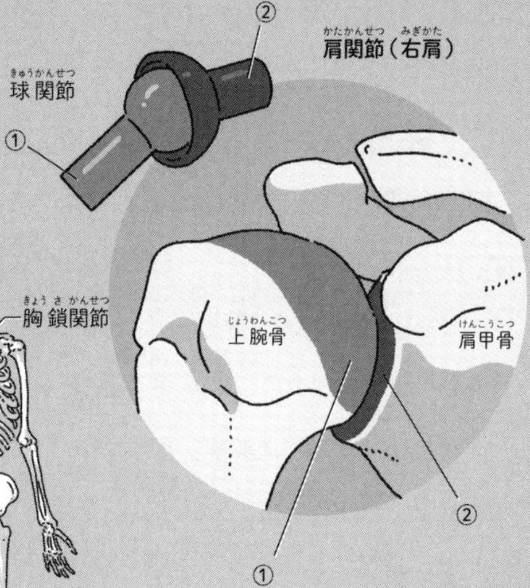

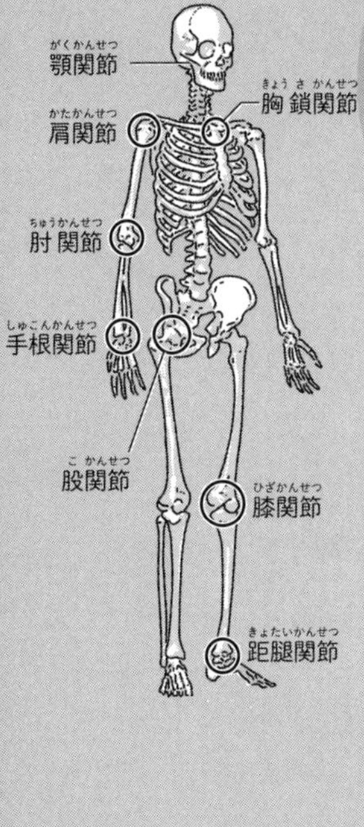

軟骨《なんこつ》がすり減《へ》ると，関節《かんせつ》に炎症《えんしょう》がおきる

　関節《かんせつ》にはほかにもさまざまな形状《けいじょう》があり，それによって動《うご》く方向《ほうこう》（自由度《じゆうど》）や角度《かくど》（可動域《かどういき》）が決《き》まっています。**関節《かんせつ》を動《うご》かす筋肉《きんにく》がかたくなると，本来《ほんらい》の可動域《かどういき》よりもせまい角度《かくど》でしか関節《かんせつ》を動《うご》かせなくなります。**これが，「体《からだ》がかたい」という状態《じょうたい》です。

　どの関節《かんせつ》でも，骨《ほね》どうしが接触《せっしょく》してすりへってしまわないよう，「軟骨《なんこつ》」というクッションで骨《ほね》がおおわれています。軟骨《なんこつ》がすり減《へ》ると，関節《かんせつ》に炎症《えんしょう》がおきて痛《いた》みが生《しょう》じる「関節症《かんせつしょう》」になります。

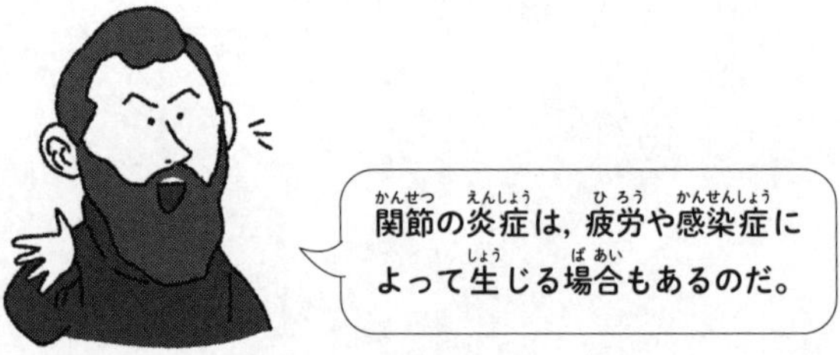
関節《かんせつ》の炎症《えんしょう》は，疲労《ひろう》や感染症《かんせんしょう》によって生《しょう》じる場合《ばあい》もあるのだ。

— 筋肉《きんにく》 —

4 人《ひと》の体《からだ》には，約《やく》200種類《しゅるい》の筋肉《きんにく》がある

全身《ぜんしん》の骨格筋《こっかくきん》の重量《じゅうりょう》は体重《たいじゅう》の約《やく》40％

主《おも》に骨格《こっかく》にそってついている筋肉《きんにく》を，「骨格《こっかく》筋《きん》」といいます。骨格筋《こっかくきん》はおよそ200種類《しゅるい》あり，その総数《そうすう》は約《やく》400にものぼります。

全身《ぜんしん》の骨格筋《こっかくきん》の重量《じゅうりょう》は，体重《たいじゅう》の約《やく》40%を占《し》めます。人体《じんたい》で最《もっと》も大《おお》きい筋肉《きんにく》は，太《ふと》ももの前側《まえがわ》の「大腿四頭筋《だいたいしとうきん》」です。立《た》ったり，歩《ある》いたりするときに，最《もっと》も重要《じゅうよう》なはたらきをにないます。

また，顔面《がんめん》にも筋肉《きんにく》があり，「顔面表情筋《がんめんひょうじょうきん》」といいます。目《め》や口《くち》などを動《うご》かして表情《ひょうじょう》をつくります。

筋肉《きんにく》の伸縮《しんしゅく》によって，体《からだ》が動《うご》く

それぞれの筋肉《きんにく》には，運動神経《うんどうしんけい》が接続《せつぞく》しています。運動神経《うんどうしんけい》から筋肉《きんにく》に電気信号《でんきしんごう》が伝《つた》わると，筋《きん》肉《にく》はちぢみます。筋肉《きんにく》がちぢむとき，筋肉《きんにく》はエネルギーを消費《しょうひ》します。

一方《いっぽう》，運動神経《うんどうしんけい》からの電気信号《でんきしんごう》がなくなると，筋肉《きんにく》はゆるみます。筋肉《きんにく》の伸縮《しんしゅく》によって，関節《かんせつ》の角度《かくど》が変《か》わり，体《からだ》が動《うご》きます。手足《てあし》や首《くび》を動《うご》かすのも，体《からだ》をひねるのも，ほほえむのも，すべて筋肉《きんにく》のはたらきによるものなのです。

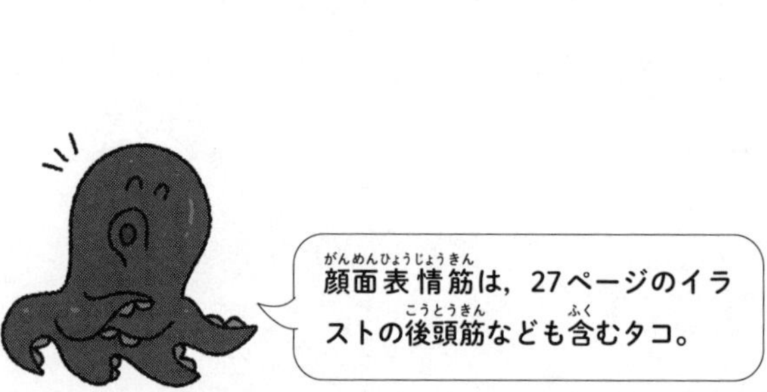
顔面表情筋《がんめんひょうじょうきん》は，27ページのイラストの後頭筋《こうとうきん》なども含《ふく》むタコ。

4　前《まえ》から見《み》た骨格筋《こっかくきん》

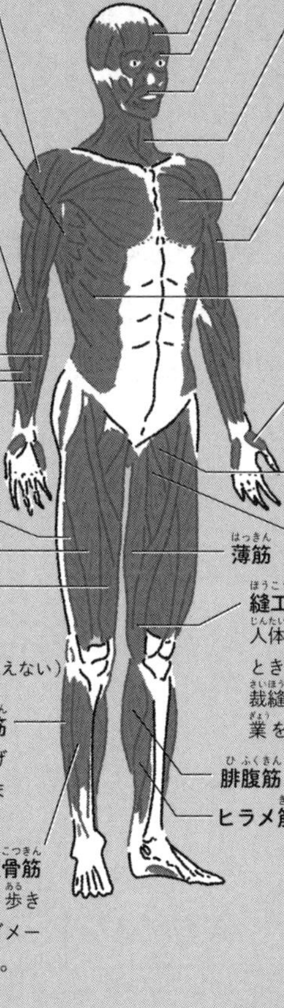

前頭筋《ぜんとうきん》
眼輪筋《がんりんきん》
口輪筋《こうりんきん》
顔面表情筋《がんめんひょうじょうきん》
目《め》や口《くち》などを動《うご》かして表情《ひょうじょう》をつくる筋肉《きんにく》。
三角筋《さんかくきん》
肩《かた》をおおい，肩関節《かたかんせつ》で腕《うで》を横《よこ》に上《あ》げる筋肉《きんにく》。
広頸筋《こうけいきん》
首《くび》の皮《ひ》膚《ふ》を緊張《きんちょう》させる筋肉《きんにく》。
前鋸筋《ぜんきょきん》
肩甲骨《けんこうこつ》を前《まえ》に出《だ》す筋肉《きんにく》。
大胸筋《だいきょうきん》　腕《うで》を前《まえ》に出《だ》す胸《むね》の筋肉《きんにく》。
上腕二頭筋《じょうわんにとうきん》
ひじを曲《ま》げる筋肉《きんにく》。力《ちから》こぶはこの筋肉《きんにく》がつくります。
腕橈骨筋《わんとうこつきん》
ひじを曲《ま》げる筋肉《きんにく》。
外腹斜筋《がいふくしゃきん》
体《からだ》をひねるときにはたらくわき腹《ばら》の筋肉《きんにく》。
前腕屈筋群《ぜんわんくっきんぐん》
前腕《ぜんわん》の手《て》のひら側《がわ》にある筋肉《きんにく》の総称《そうしょう》。手《て》首《くび》や指《ゆび》を曲《ま》げる筋肉《きんにく》。
短母指外転筋《たんぼしがいてんきん》
親指《おやゆび》を開《ひら》いたり立《た》てたりする筋肉《きんにく》。
恥骨筋《ちこつきん》
股関節《こかんせつ》を閉《と》じる筋肉《きんにく》。
大腿四頭筋《だいたいしとうきん》
人体《じんたい》で最《もっと》も大《おお》きい，太《ふと》ももの前側《まえがわ》の筋肉《きんにく》。
外側広筋《がいそくこうきん》
大腿直筋《だいたいちょくきん》
内側広筋《ないそくこうきん》
中間広筋《ちゅうかんこうきん》
（表面《ひょうめん》には見《み》えない）
薄筋《はっきん》
長内転筋《ちょうないてんきん》
太股《ふともも》の内側《うちがわ》の筋肉《きんにく》。
縫工筋《ほうこうきん》
人体《じんたい》で最《もっと》も長《なが》い筋肉《きんにく》。あぐらをかくときにはたらきます。縫工筋《ほうこうきん》の名《な》は，裁縫職人《さいほうしょくにん》があぐらをかいた姿勢《しせい》で作《さ》業《ぎょう》を行《おこな》うことに由来《ゆらい》します。
長腓骨筋《ちょうひこつきん》
足《あし》の裏《うら》の中央部《ちゅうおうぶ》を引《ひ》き上《あ》げて，足《あし》の裏《うら》のアーチ（土《つち》ふまず）を維持《いじ》する筋肉《きんにく》。
腓腹筋《ひふくきん》
ヒラメ筋《きん》
下腿三頭筋《かたいさんとうきん》
ふくらはぎの筋肉《きんにく》。立《た》った姿勢《しせい》を維持《いじ》し，かかとを上《あ》げてつま先立《さきだ》ちをするときにはたらきます。ヒラメ筋《きん》の名《な》は，形《かたち》が魚《さかな》のヒラメに似《に》ていることに由来《ゆらい》します。
前脛骨筋《ぜんけいこつきん》
すねの前側《まえがわ》にある筋肉《きんにく》。歩《ある》きすぎ・走《はし》りすぎによるダメージを受《う》けやすい筋肉《きんにく》です。

5 首《くび》のうしろの筋肉《きんにく》は，「僧侶《そうりょ》の頭巾《ずきん》」

肩《かた》こりの原因《げんいん》となる筋肉《きんにく》の一《ひと》つ

骨格筋《こっかくきん》には，ユニークな名前《なまえ》をもつものがあります。

首《くび》のうしろ側《がわ》から背中《せなか》に広《ひろ》がる「僧帽筋《そうぼうきん》」の名《な》は，カトリック教会《きょうかい》のある宗派《しゅうは》の修道士《しゅうどうし》がかぶる，頭巾《ずきん》に似《に》ていることに由来《ゆらい》します。僧帽筋《そうぼうきん》は，肩甲骨《けんこうこつ》と腕《うで》を引《ひ》き上《あ》げる筋肉《きんにく》で，肩《かた》こりの原《げん》因《いん》となる筋肉《きんにく》の一《ひと》つです。

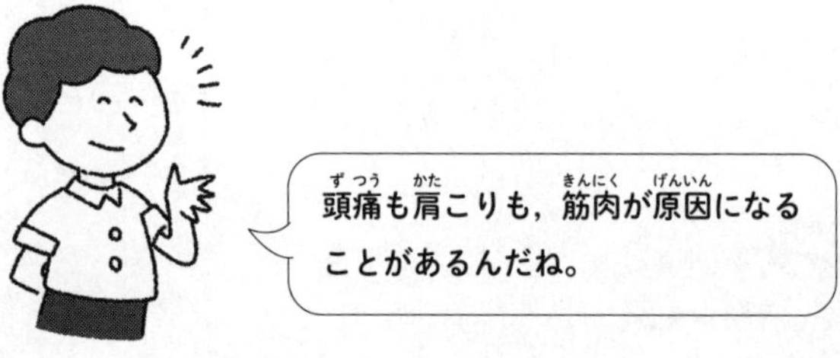
頭痛《ずつう》も肩《かた》こりも，筋肉《きんにく》が原因《げんいん》になることがあるんだね。

5　うしろから見《み》た骨格筋《こっかくきん》

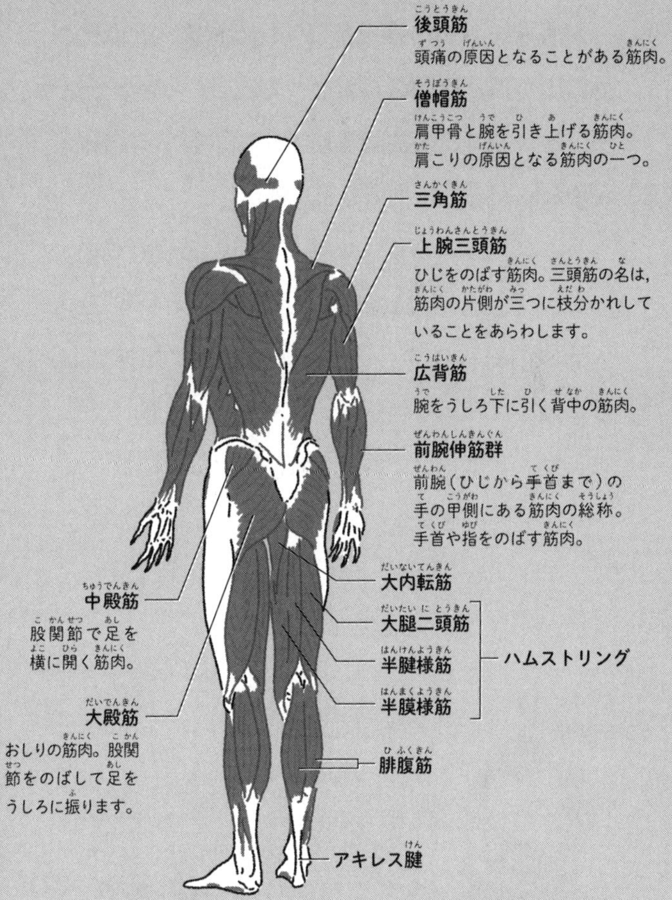
後頭筋《こうとうきん》
頭痛《ずつう》の原因《げんいん》となることがある筋肉《きんにく》。
僧帽筋《そうぼうきん》
肩甲骨《けんこうこつ》と腕《うで》を引《ひ》き上《あ》げる筋肉《きんにく》。
肩《かた》こりの原因《げんいん》となる筋肉《きんにく》の一《ひと》つ。
三角筋《さんかくきん》
上腕三頭筋《じょうわんさんとうきん》
ひじをのばす筋肉《きんにく》。三頭筋《さんとうきん》の名《な》は，筋肉《きんにく》の片側《かたがわ》が三《みっ》つに枝分《えだわ》かれしていることをあらわします。
広背筋《こうはいきん》
腕《うで》をうしろ下《した》に引《ひ》く背中《せなか》の筋肉《きんにく》。
前腕伸筋群《ぜんわんしんきんぐん》
前腕《ぜんわん》（ひじから手首《てくび》まで）の手《て》の甲側《こうがわ》にある筋肉《きんにく》の総称《そうしょう》。手首《てくび》や指《ゆび》をのばす筋肉《きんにく》。
中殿筋《ちゅうでんきん》
股関節《こかんせつ》で足《あし》を横《よこ》に開《ひら》く筋肉《きんにく》。
大殿筋《だいでんきん》
おしりの筋肉《きんにく》。股関節《こかんせつ》をのばして足《あし》をうしろに振《ふ》ります。
大内転筋《だいないてんきん》
大腿二頭筋《だいたいにとうきん》
半腱様筋《はんけんようきん》
半膜様筋《はんまくようきん》
ハムストリング
腓腹筋《ひふくきん》
アキレス腱《けん》

肉《にく》ばなれをおこしやすい筋肉《きんにく》

太《ふと》ももの裏側《うらがわ》の筋肉《きんにく》が「ハムストリング」とよばれるのは，豚肉《ぶたにく》のハムをつるすひも（ストリング）として，この筋肉《きんにく》の腱《けん》（骨《ほね》につながる繊維《せんい》）が使《つか》われたことに由来《ゆらい》します。

ハムストリングは，太《ふと》もものうしろ側《がわ》にある，「大腿二頭筋《だいたいにとうきん》」「半腱様筋《はんけんようきん》」「半膜様筋《はんまくようきん》」という三《みっ》つの筋肉《きんにく》の総称《そうしょう》です。これらの筋肉《きんにく》は，足《あし》をうしろに振《ふ》ったり，ひざを曲《ま》げたりするときにはたらきます。スポーツで酷使《こくし》され，肉《にく》ばなれをおこしやすい筋肉《きんにく》です。

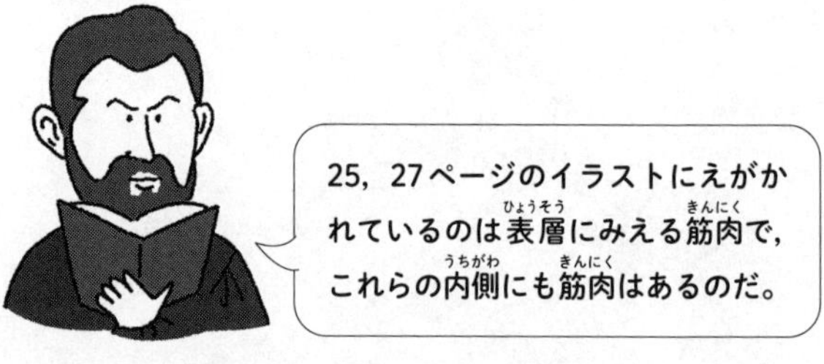
25，27ページのイラストにえがかれているのは表層《ひょうそう》にみえる筋肉《きんにく》で，これらの内側《うちがわ》にも筋肉《きんにく》はあるのだ。

— スマホ首《くび》 —

スマホのやりすぎで，僧帽筋《そうぼうきん》が悲鳴《ひめい》

頭《あたま》を前《まえ》に傾《かたむ》けると，首《くび》や肩《かた》にかかる負荷《ふか》が増大《ぞうだい》

人間《にんげん》の頭《あたま》は，成人《せいじん》で5～6キログラムほどです。これは，ボーリングの球《たま》と同《おな》じくらいの重《おも》さです。

頭《あたま》が体《からだ》の真上《まうえ》にある姿勢《しせい》では，頭《あたま》の重《おも》さは体《からだ》全体《ぜんたい》でバランスよく支《ささ》えられます。ところが，スマホを見《み》ようとして頭《あたま》を前《まえ》に傾《かたむ》ける，いわゆる「スマホ首《くび》」の姿勢《しせい》になると，首《くび》や肩《かた》にかかる負荷《ふか》は一気《いっき》に増大《ぞうだい》します。

肩《かた》こりや首《くび》の痛《いた》みの原因《げんいん》になる

アメリカの脊椎《せきつい》専門《せんもん》医《い》ケネス・ハンスラージ氏《し》の研究《けんきゅう》によれば，頭《あたま》を前《まえ》に15°傾《かたむ》けると頸椎《けいつい》にかかる負荷《ふか》は約《やく》12キログラムになり，60°傾《かたむ》けると負荷《ふか》は約《やく》27キログラム（頭《あたま》の重《おも》さの約《やく》5倍《ばい》）にまでふえるといいます。

その結果《けっか》，首《くび》のうしろや肩《かた》にある僧帽筋《そうぼうきん》などに大《おお》きな負荷《ふか》がかかってしまい，首《くび》の痛《いた》みや肩《かた》こりの原因《げんいん》になります。

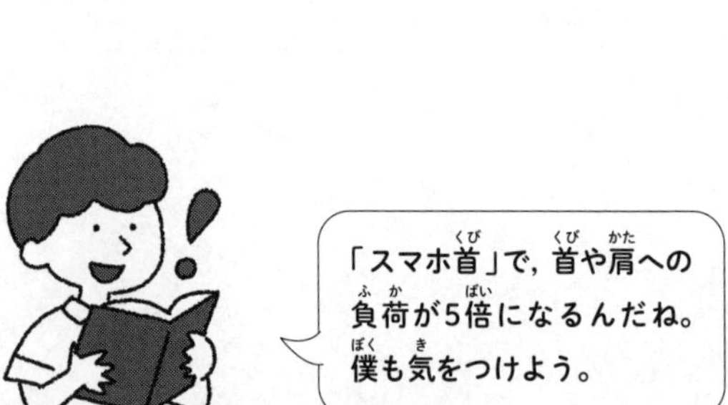
「スマホ首《くび》」で，首《くび》や肩《かた》への
負荷《ふか》が5倍《ばい》になるんだね。
僕《ぼく》も気《き》をつけよう。

⚠ スマホ首《くび》

頭《あたま》が体《からだ》の真上《まうえ》にある姿勢《しせい》(A)と，頭《あたま》を前《まえ》に60°傾《かたむ》けた姿勢《しせい》(B)をえがきました。頭《あたま》を前《まえ》に傾《かたむ》けると,頸椎《けいつい》や僧帽筋《そうぼうきん》に大《おお》きな負担《ふたん》がかかります。

A. 頭《あたま》が体《からだ》の真上《まうえ》にある姿勢《しせい》

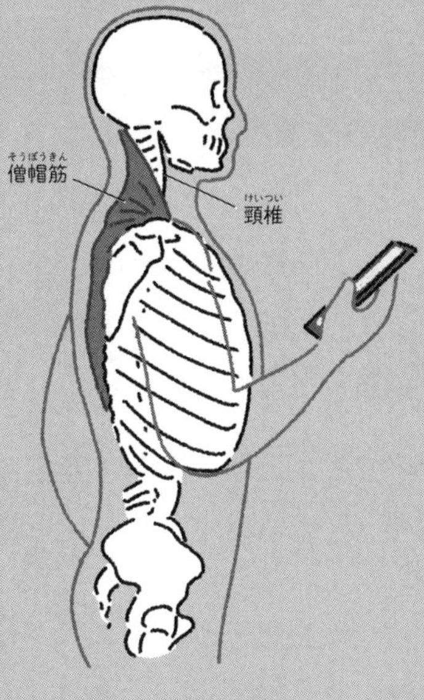

B. 頭《あたま》を前《まえ》に60°傾《かたむ》けた姿勢《しせい》

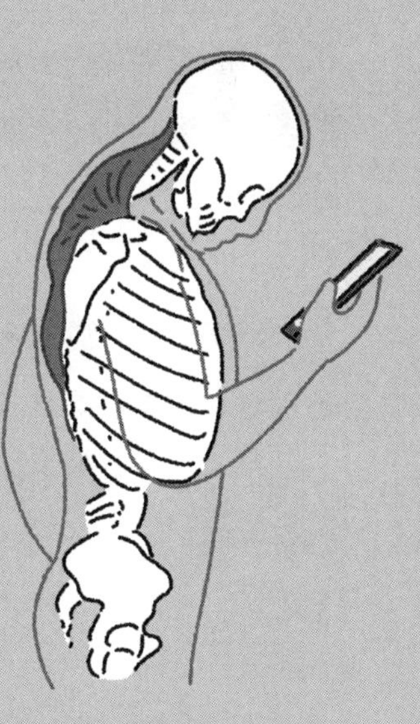

頸椎《けいつい》への負荷《ふか》は頭《あたま》の重《おも》さの5倍《ばい》におよび，僧帽筋《そうぼうきん》などに大《おお》きな負担《ふたん》がかかる

ストレートネックを，ストレッチで予防《よぼう》しよう！

頸椎《けいつい》のカーブが失《うしな》われる

頸椎《けいつい》は本来《ほんらい》，頭《あたま》が体《からだ》の真上《まうえ》に乗《の》るように，ゆるやかにカーブしています。ところが，頭《あたま》を前《まえ》に傾《かたむ》ける姿勢《しせい》が長時間《ちょうじかん》つづくと，頸椎《けいつい》のカーブが失《うしな》われる「ストレートネック」になりやすくなります。

ストレートネックになると，首《くび》の痛《いた》みや肩《かた》こり，頭痛《ずつう》，手《て》や腕《うで》の痛《いた》みやしびれなどの症状《しょうじょう》があらわれます。また将来的《しょうらいてき》に，歯《は》のかみ合《あ》わせの悪化《あっか》や，食物《しょくもつ》などがあやまって気管《きかん》に入《はい》ってしまう「誤嚥《ごえん》」をおこしやすくなるおそれがあります。

首《くび》や肩《かた》の筋肉《きんにく》の緊張《きんちょう》をほぐす

　ストレートネックにならないためには，頭《あたま》を前《まえ》に傾《かたむ》ける姿勢《しせい》をとらないようにすることが重《じゅう》要《よう》です。スマホを見《み》るときには，スマホを目線《めせん》の高《たか》さまで持《も》ち上《あ》げて，頭《あたま》が体《からだ》の真上《まうえ》に乗《の》る姿勢《しせい》を保《たも》つように心《こころ》がけましょう。

　もし頭《あたま》を前《まえ》に傾《かたむ》ける姿勢《しせい》がつづいた場合《ばあい》は，「ストレッチング（ストレッチ）」とよばれる柔軟《じゅうなん》体操《たいそう》をして，首《くび》や肩《かた》の筋肉《きんにく》の緊張《きんちょう》をとりましょう。34～35ページのイラストは，ストレッチングの例《れい》です。ぜひ試《ため》してみてください。

現代《げんだい》の生活《せいかつ》に欠《か》かせないスマホ。ストレッチをして，スマホとうまくつきあっていくタコ。

ストレートネックを予防《よぼう》するストレッチの例《れい》

1

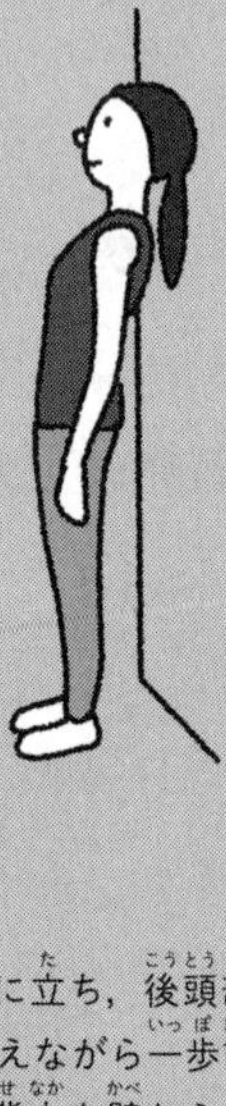

壁《かべ》の前《まえ》に立《た》ち，後頭部《こうとうぶ》で体《からだ》を支《ささ》えながら一歩前《いっぽまえ》に出《で》て，背中《せなか》を壁《かべ》からはなします。後頭部《こうとうぶ》を壁《かべ》につけたまま，体《からだ》をまっすぐに保《たも》ちながら10秒《びょう》キープします。

2

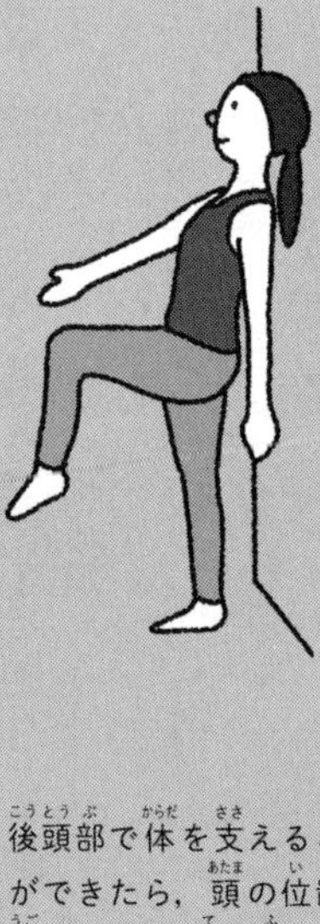

後頭部《こうとうぶ》で体《からだ》を支《ささ》えることができたら，頭《あたま》の位置《いち》を動《うご》かさずに，手《て》を振《ふ》りながら20回足踏《かいあしぶ》みします。

肩《かた》こりを予防《よぼう》するストレッチの例《れい》

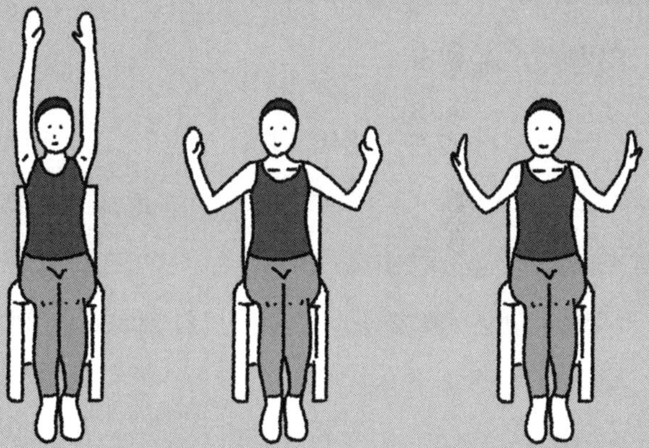

1

椅子《いす》に座《すわ》り，両腕《りょううで》を上《あ》げて，手《て》のひらを前《まえ》に向《む》けます。

2

ひじを曲《ま》げて，腕《うで》を下《お》ろします。

3

手《て》のひらを外側《そとがわ》に向《む》けます。このとき，左右《さゆう》の肩《けん》甲骨《こうこつ》を中央《ちゅうおう》に寄《よ》せることを意識《いしき》するとよいでしょう。1～3を10回《かい》くりかえしましょう。

— 正《ただ》しい座《すわ》り方《かた》 —

ひざを下《さ》げる座《すわ》り方《かた》で，腰《こし》の負担《ふたん》を減《へ》らそう！

座《すわ》っているときのほうが，負荷《ふか》が大《おお》きい

デスクワーク中心《ちゅうしん》の仕事《しごと》をしている人《ひと》は，1日《にち》のほとんどの時間《じかん》を椅子《いす》に座《すわ》ってすごしています。実《じつ》は，立《た》っているときよりも，座《すわ》っているときのほうが，腰《こし》にあたえる負荷《ふか》が大《おお》きいことがわかっています。

股関節《こかんせつ》の角度《かくど》を90°にする行儀《ぎょうぎ》のよい座《すわ》り方《かた》ではなく，背《せ》もたれをうしろに倒《たお》して股関節《こかんせつ》の角《かく》度《ど》を135°程度《ていど》に大《おお》きくすれば，腰《こし》への負荷《ふか》は小《ちい》さくできることを示《しめ》す研究成果《けんきゅうせいか》もあります。しかし，ふんぞり返《かえ》るような社長座《しゃちょうずわ》りは，現実《げんじつ》のデスクワークには向《む》きません。

腰《こし》への負担《ふたん》が少《すく》ない座《すわ》り方《かた》

腰《こし》への負担《ふたん》が少《すく》ない座《すわ》り方《かた》をえがきました。股関節《こかんせつ》の角度《かくど》が，110°になるように座《すわ》ります。

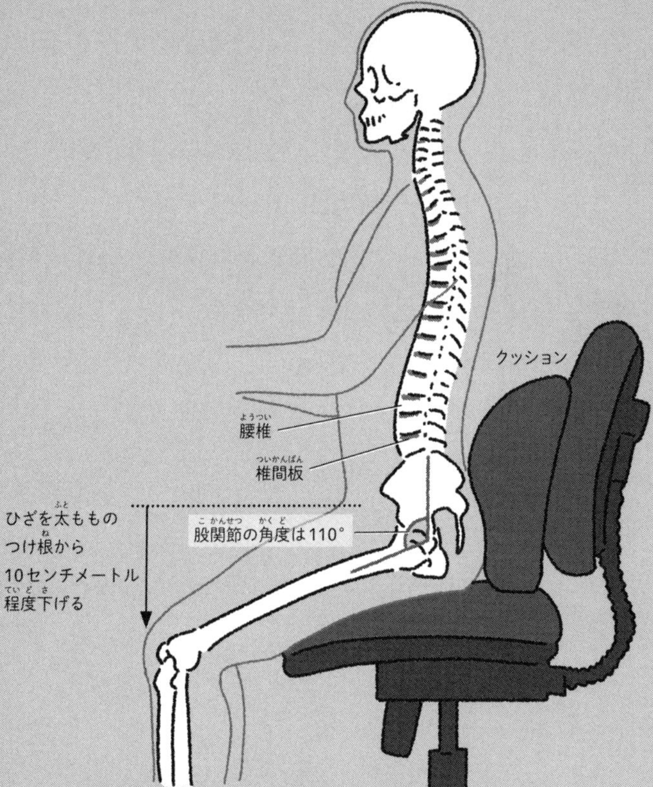

背筋《せすじ》をのばしながら，股関節《こかんせつ》を110°に保《たも》つ

デスクワークで推奨《すいしょう》されている座《すわ》り方《かた》は，背《せ》筋《すじ》をのばしながら，股関節《こかんせつ》を110°に保《たも》つ座《すわ》り方《かた》です（37ページのイラスト）。

座面《ざめん》を少《すこ》し高《たか》めにして，ひざを太《ふと》もものつけ根《ね》から10センチメートル程度《ていど》下《さ》げるようにすると，股関節《こかんせつ》の角度《かくど》が110°程度《ていど》に保《たも》たれます。背中《せなか》が背《せ》もたれからはなれてしまう場合《ばあい》には，クッションなどをはさむとよいでしょう。

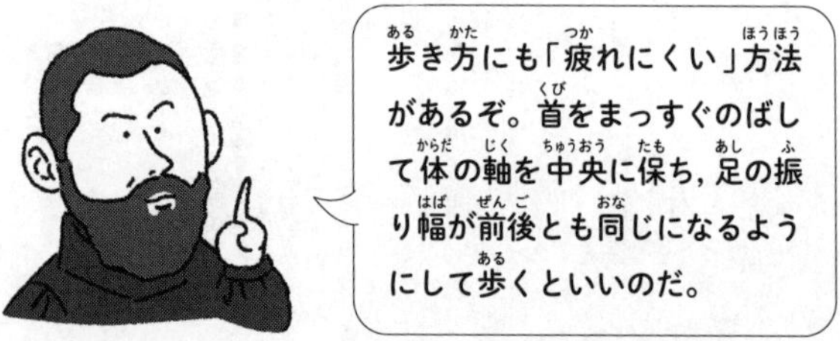
歩《ある》き方《かた》にも「疲《つか》れにくい」方法《ほうほう》があるぞ。首《くび》をまっすぐのばして体《からだ》の軸《じく》を中央《ちゅうおう》に保《たも》ち，足《あし》の振《ふ》り幅《はば》が前後《ぜんご》とも同《おな》じになるようにして歩《ある》くといいのだ。

memo

ろくろ首《くび》

日本《にほん》で広《ひろ》く知《し》られている妖怪《ようかい》の一《ひと》つに，「ろくろ首《くび》（ろくろっ首《くび》）」がいます。ろくろ首《くび》は一般的《いっぱんてき》に，首《くび》が長《なが》くのびる妖怪《ようかい》として知《し》られています。実《じつ》はこのろくろ首《くび》には，頭《あたま》が体《からだ》から遊離《ゆうり》するタイプのものもいます。

頭《あたま》が体《からだ》から遊離《ゆうり》するタイプのろくろ首《くび》は，「ぬけ首《くび》」ともよばれます。ぬけ首《くび》は，中国《ちゅうごく》の「飛頭《ひとう》蛮《ばん》」という頭《あたま》が飛《と》ぶ妖怪《ようかい》が起源《きげん》とも，東南《とうなん》アジアの内臓《ないぞう》のついた頭《あたま》が浮遊《ふゆう》する伝承《でんしょう》が伝《つた》わったものともいわれています。一方《いっぽう》，首《くび》が長《なが》くのびるタイプのろくろ首《くび》は，飛頭蛮《ひとうばん》の頭《あたま》と体《からだ》を霊的《れいてき》な細《ほそ》い糸《いと》でつないだ，江戸時代《えどじだい》の妖怪画《ようかいが》が起源《きげん》といわれています。

多《おお》くの妖怪《ようかい》は，人里《ひとざと》はなれた山奥《やまおく》などから通《つう》じる異界《いかい》や，異界《いかい》と人間界《にんげんかい》の境界《きょうかい》にすんでいるとされています。これに対《たい》してろくろ首《くび》は，人間《にんげん》と同《おな》じ姿《すがた》をして市中《しちゅう》で生活《せいかつ》しているのだといいます。もしかしたら，知《し》らないうちに，ろくろ首《くび》と会《あ》っているかもしれませんね。

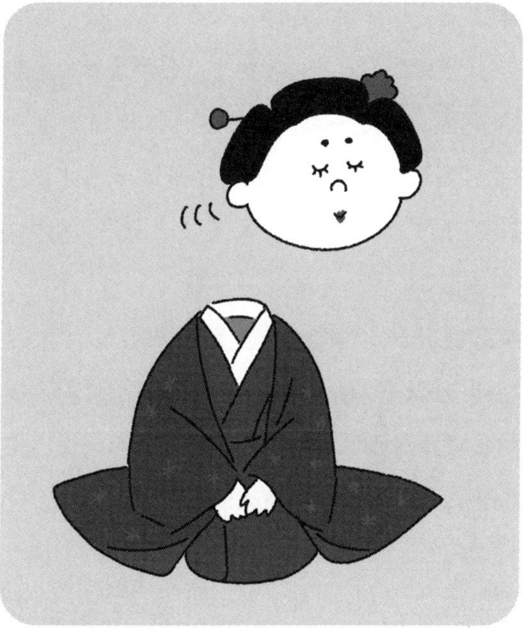

6 歳《とし》をとったら，足腰《あしこし》の筋肉《きんにく》がとにかく重要《じゅうよう》

おとろえやすい，足腰《あしこし》の4種類《しゅるい》の筋肉《きんにく》

加齢《かれい》とともに，足腰《あしこし》が弱《よわ》くなる人《ひと》は少《すく》なくありません。足腰《あしこし》がおとろえて歩《ある》くことが減《へ》ると，ますます足腰《あしこし》はおとろえ，日常生活《にちじょうせいかつ》に支障《ししょう》をきたすようになります。こうした悪循環《あくじゅんかん》をさけるために，足腰《あしこし》の筋肉《きんにく》をきたえることがたいせつです。

足腰《あしこし》の筋肉《きんにく》のうち，「大殿筋《だいでんきん》」「腸腰筋《ちょうようきん》」「大腿四頭筋《だいたいしとうきん》」「腓腹筋《ひふくきん》」は，加齢《かれい》とともにとくにおとろえやすいといわれています（44～45ページのイラスト）。この4種類《しゅるい》の筋肉《きんにく》は，立《た》つ，歩《ある》くといった基本動作《きほんどうさ》に必要《ひつよう》な筋肉《きんにく》です。

ウォーキングやラジオ体操《たいそう》では不十分《ふじゅうぶん》

　大殿筋《だいでんきん》，腸腰筋《ちょうようきん》，大腿四頭筋《だいたいしとうきん》，腓腹筋《ひふくきん》のおとろえを防《ふせ》ぐには，ウォーキングやラジオ体操程度《たいそうていど》の軽《かる》い運動《うんどう》では不十分《ふじゅうぶん》です。筋肉《きんにく》トレーニングを行《おこな》い，日常生活《にちじょうせいかつ》では得《え》られない強《つよ》さの負荷《ふか》を，筋肉《きんにく》にあたえる必要《ひつよう》があります。

46～49ページで，足腰《あしこし》をきたえる簡単《かんたん》な筋《きん》トレを紹介《しょうかい》するタコ。

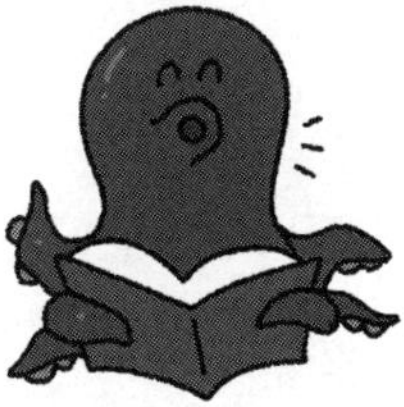

6 おとろえやすい足腰《あしこし》の筋肉《きんにく》

加齢《かれい》とともにおとろえやすい，足腰《あしこし》の4種類《しゅるい》の筋肉《きんにく》をえがきました。大殿筋《だいでんきん》，腸腰筋《ちょうようきん》，大腿四頭筋《だいたいしとうきん》，腓腹筋《ひふくきん》の，4種類《しゅるい》です。

前側《まえがわ》

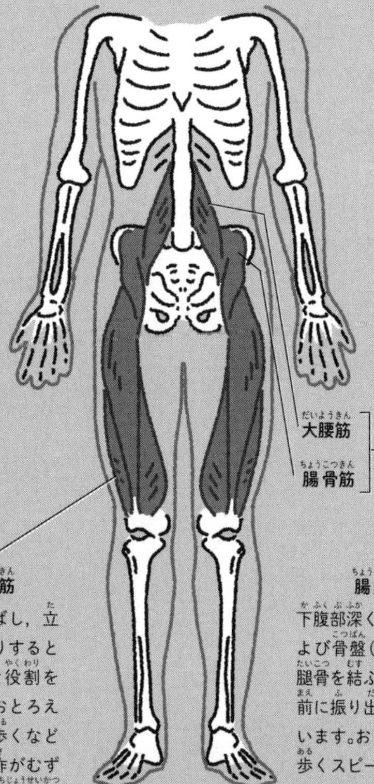

大腿四頭筋《だいたいしとうきん》

主《おも》にひざをのばし，立《た》ったり歩《ある》いたりするときに中心的《ちゅうしんてき》な役割《やくわり》をにないます。おとろえると，立《た》つ・歩《ある》くなどの基本的《きほんてき》な動作《どうさ》がむずかしくなり，日常生活《にちじょうせいかつ》に支障《ししょう》をきたします。

腸腰筋《ちょうようきん》

下腹部深《かふくぶふか》くで，腰椎《ようつい》および骨盤《こつばん》（腸骨《ちょうこつ》）と大腿骨《だいたいこつ》を結《むす》ぶ筋肉《きんにく》。足《あし》を前《まえ》に振《ふ》り出《だ》すときに使《つか》います。おとろえると，歩《ある》くスピードが遅《おそ》くなり，つまづきやすくなります。

うしろ側《がわ》

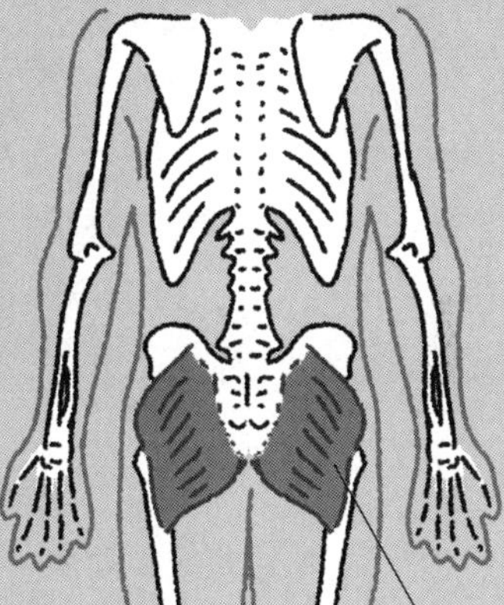

腓腹筋《ひふくきん》

ふくらはぎの筋肉《きんにく》。かかとを上《あ》げてつま先立《さきだ》ちをするときにはたらきます。おとろえると，足首《あしくび》のスナップ力《りょく》が弱《よわ》くなり，すいすいと歩《ある》けなくなります。

大殿筋《だいでんきん》

おしりの筋肉《きんにく》。股間《こかん》節《せつ》をのばして足《あし》をうしろに振《ふ》ります。おとろえると，歩行《はこう》や階段《かいだん》の上《のぼ》り下《お》りが困難《こんなん》になります。

— 足腰《あしこし》の筋《きん》トレ —

簡単《かんたん》な筋《きん》トレで，足腰《あしこし》の筋肉《きんにく》をきたえよう！

日常生活《にちじょうせいかつ》では得《え》られない強《つよ》さの負荷《ふか》をあたえる

右《みぎ》と48～49ページのイラストは，大殿筋《だいでんきん》，腸腰筋《ちょうようきん》，大腿四頭筋《だいたいしとうきん》，腓腹筋《ひふくきん》をきたえるための筋肉《きんにく》トレーニングです。道具《どうぐ》を使《つか》う必要《ひつよう》がないので，自宅《じたく》で無理《むり》なく手軽《てがる》に行《おこな》えます。ていねいに大《おお》きな動作《どうさ》で行《おこな》えば，十分《じゅうぶん》な効果《こうか》が得《え》ることができます。きついと感《かん》じるぐらいまで，しっかりと負荷《ふか》をかけるのがポイントです。ぜひ試《ため》してみてください。

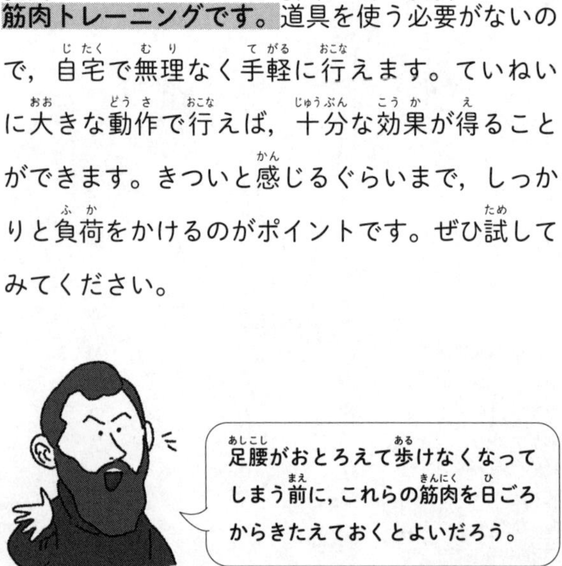
足腰《あしこし》がおとろえて歩《ある》けなくなってしまう前《まえ》に，これらの筋肉《きんにく》を日《ひ》ごろからきたえておくとよいだろう。

ランジ

太《ふと》もも・お尻《しり》・腸腰筋《ちょうようきん》をきたえます。

1

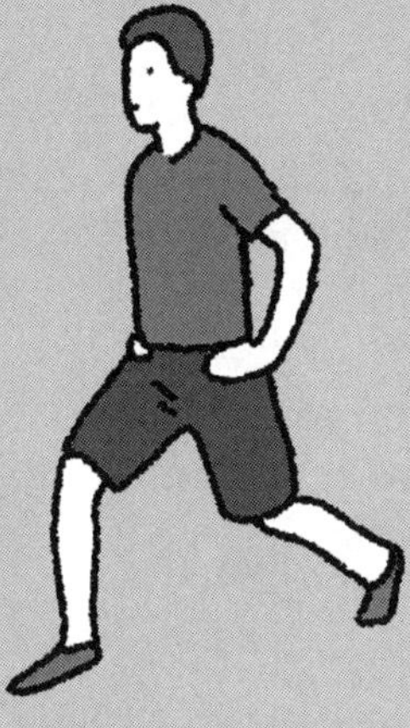

足《あし》を前《まえ》に出《だ》し，上半身《じょうはんしん》をやや前傾《ぜんけい》させます。

2

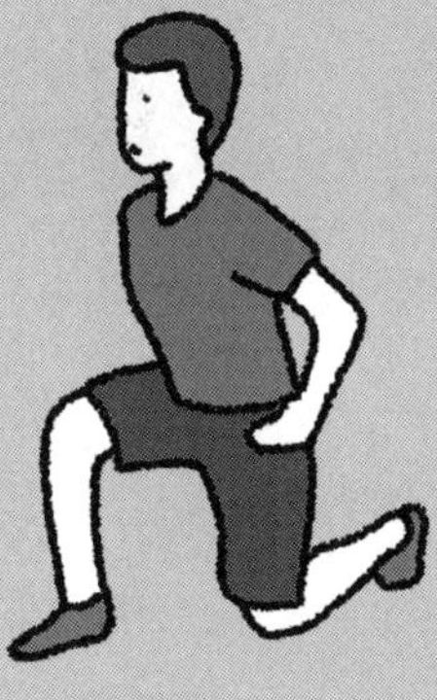

前《まえ》に出《だ》した足《あし》のひざが突《つ》き出《で》ないようにして，上体《じょうたい》を前傾《ぜんけい》しながら腰《こし》を落《お》とします。左《ひだり》ひざが床《ゆか》に触《ふ》れるまで深《ふか》くしゃがんで立《た》ちます。10回程度《かいていど》を目安《めやす》にして，足《あし》を変《か》えて反対側《はんたいがわ》も行《おこな》います。

スクワット

とくに大事《だいじ》な，大腿四頭筋《だいたいしとうきん》・大殿筋《だいでんきん》をきたえます。

1

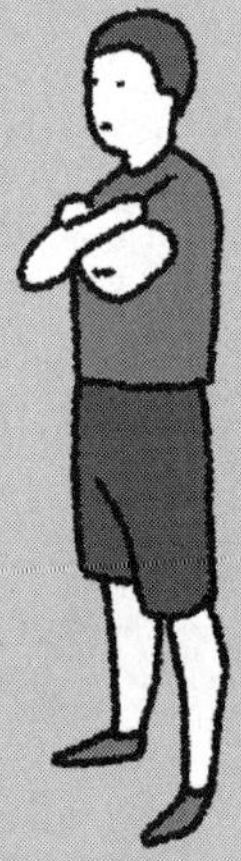

腕《うで》を前《まえ》で組《く》み，足《あし》を肩《かた》幅程度《はばていど》にとり，つま先《さき》をやや開《ひら》いて立《た》ちます。

2

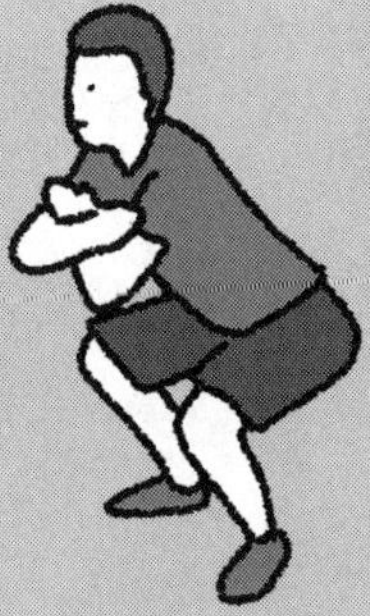

椅子《いす》に座《すわ》るように上半《じょうはん》身《しん》を前傾《ぜんけい》させながら，太《ふと》ももと床《ゆか》が平行《へいこう》になるよりも深《ふか》くお尻《しり》を下《お》ろします。15回程度《かいていど》を目安《めやす》にくりかえします。

カーフレイズ

ふくらはぎの腓腹筋《ひふくきん》をきたえます。

1

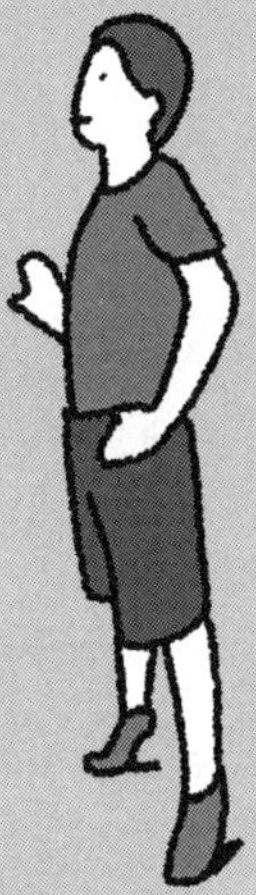

壁《かべ》の横《よこ》に立《た》ち，手《て》を壁《かべ》に添《そ》えてつま先立《さきだ》ちをします。

2

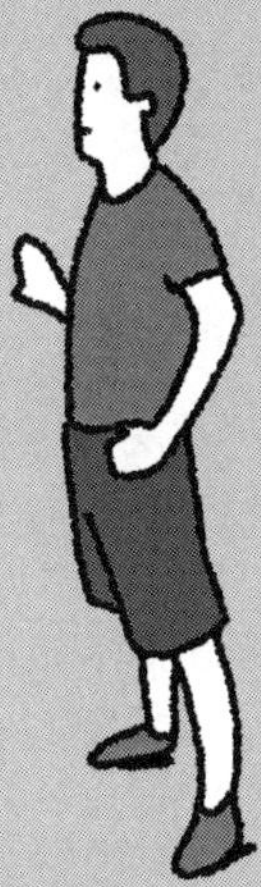

床《ゆか》につく直前《ちょくぜん》までかかとを下《お》ろして，ふたたび高《たか》く背《せ》のびをします。15回程度《かいていど》を目安《めやす》に，できるかぎりくりかえします。

（出典《しゅってん》：日経《にっけい》トレンディ 2019年《ねん》7月号《がつごう》「筋肉貯金《きんにくちょきん》のための食事《しょくじ》&筋《きん》トレ最短《さいたん》ルート」）

— 肌《はだ》 —

7 皮膚《ひふ》の表面《ひょうめん》は，脂《あぶら》でおおわれている

「表皮《ひょうひ》」「真皮《しんぴ》」「皮下組織《ひかそしき》」の3層《そう》からなる

皮膚《ひふ》は，私《わたし》たちの体《からだ》のいちばん外側《そとがわ》をおおっている組織《そしき》です。細菌《さいきん》や有害《ゆうがい》な物質《ぶっしつ》などが体内《たいない》に侵入《しんにゅう》するのを防《ふせ》ぐバリアとしての機能《きのう》や，外界《がいかい》からの刺激《しげき》を受《う》け取《と》るセンサーの機能《きのう》，汗《あせ》をかいて体温《たいおん》を調節《ちょうせつ》する機能《きのう》などをもっています。

皮膚《ひふ》は，外側《そとがわ》から，「表皮《ひょうひ》」「真皮《しんぴ》」「皮下組織《ひかそしき》」の3層《そう》でできています。皮膚《ひふ》の厚《あつ》さは，場所《ばしょ》によってことなります。表皮《ひょうひ》と真皮《しんぴ》を合《あ》わせた厚《あつ》さは，1～4ミリメートルほどです。

表面《ひょうめん》の「皮脂《ひし》」が，水分《すいぶん》の蒸発《じょうはつ》を防《ふせ》ぐ

表皮《ひょうひ》のいちばん上層《じょうそう》には，「角質層《かくしつそう》」があります。角質層《かくしつそう》は，「角質細胞《かくしつさいぼう》」という平《ひら》たい細胞《さいぼう》が重《かさ》なった層《そう》です。角質細胞《かくしつさいぼう》は，表皮《ひょうひ》の表面《ひょうめん》をきっちりとおおうことで，バリアとしての役割《やくわり》を果《は》たします。

角質層《かくしつそう》では，角質細胞《かくしつさいぼう》と角質細胞《かくしつさいぼう》の間《あいだ》が多《おお》くの水分《すいぶん》で満《み》たされ，角質細胞内《かくしつさいぼうない》にも水分《すいぶん》を保持《ほじ》する物質《ぶっしつ》があります。**そして，角質層《かくしつそう》の表面《ひょうめん》は通常《つうじょう》，「皮脂《ひし》」でおおわれています。**皮脂《ひし》は，毛穴《けあな》にある「皮脂腺《ひしせん》」から分泌《ぶんぴつ》される「トリグリセリド」などの脂質《ししつ》です。この脂質《ししつ》が，角質層《かくしつそう》から水分《すいぶん》が蒸発《じょうはつ》するのを防《ふせ》いでいるのです。

7 正常《せいじょう》な表皮《ひょうひ》と角質層《かくしつそう》

正常《せいじょう》な表皮《ひょうひ》（A）と，正常《せいじょう》な角質層《かくしつそう》の拡大図《かくだいず》（B）をえがきました。角質層《かくしつそう》の表面《ひょうめん》は，皮脂《ひし》でおおわれています。

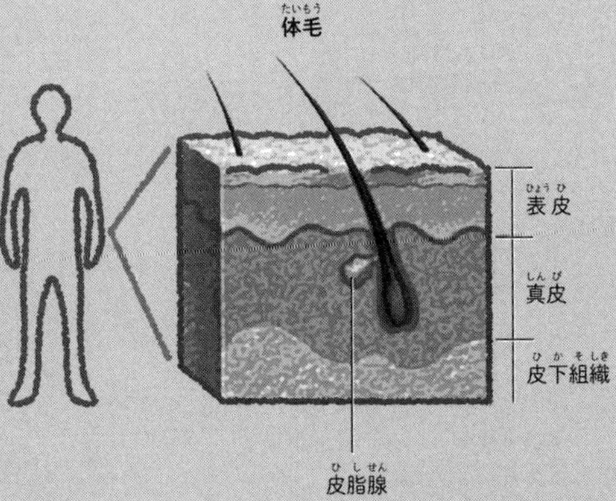

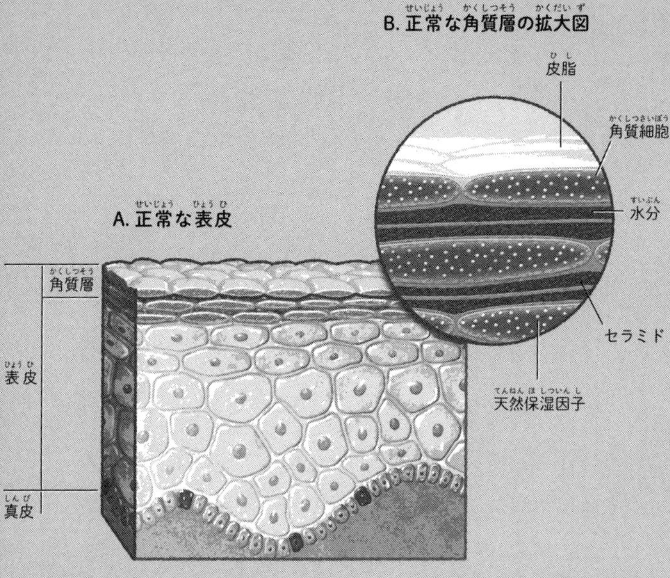

表皮《ひょうひ》のいちばん上層《じょうそう》には，角質層《かくしつそう》があります。角質層《かくしつそう》の表面《ひょうめん》は，皮脂《ひし》でおおわれて乾燥《かんそう》から守《まも》られています。角質層《かくしつそう》の中《なか》は，「セラミド」とよばれる物質《ぶっしつ》のはたらきで水《みず》の層《そう》ができています。角質《かくしつ》細胞内《さいぼうない》にも水分《すいぶん》を保持《ほじ》する「天然保湿因子《てんねんほしついんし》」が多《おお》くあり，肌《はだ》のうるおいが保《たも》たれています。

— 肌荒《はだあ》れ —

角質層《かくしつそう》が乾燥《かんそう》すると，肌荒《はだあ》れが発生《はっせい》する

皮脂《ひし》が失《うしな》われた状態《じょうたい》になることがある

肌荒《はだあ》れが生《しょう》じると，皮膚《ひふ》のバリアとしての機《き》能《のう》が失《うしな》われてしまいます。**肌荒《はだあ》れを防《ふせ》ぐには，皮膚《ひふ》を乾燥《かんそう》から守《まも》ることがたいせつです。**

たとえば，洗剤《せんざい》を使《つか》って水仕事《みずしごと》をしたり，お風《ふ》呂《ろ》で体《からだ》を洗《あら》ったりすると，角質層《かくしつそう》の表面《ひょうめん》の皮脂《ひし》が失《うしな》われた状態《じょうたい》になることがあります。すると，角質層《かくしつそう》から水分《すいぶん》が蒸発《じょうはつ》しやすくなります。その結果《けっか》，角質層《かくしつそう》が乾燥《かんそう》して，肌荒《はだあ》れが生《しょう》じてしまうのです。

⚠ 荒《あ》れた表皮《ひょうひ》と角質層《かくしつそう》

荒《あ》れた表皮《ひょうひ》(A)と，荒《あ》れた角質層《かくしつそう》の拡大図《かくだいず》(B)をえがきました。角質層《かくしつそう》の表面《ひょうめん》の皮脂《ひし》が失《うしな》われています。

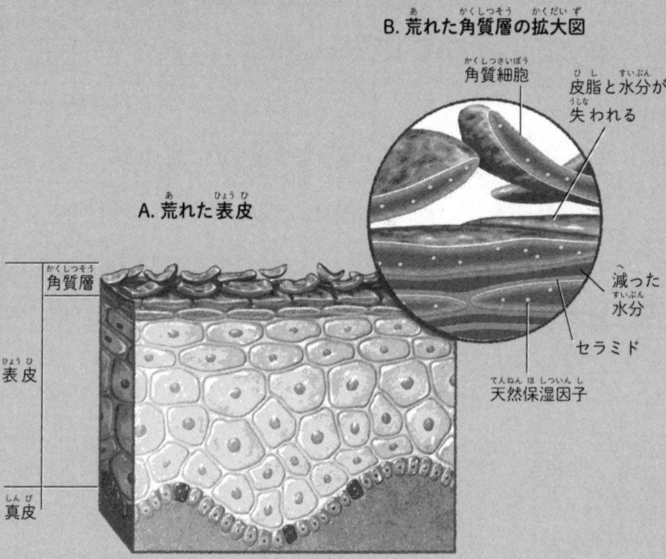

角質層《かくしつそう》の表面《ひょうめん》の皮脂《ひし》が失《うしな》われ，表面《ひょうめん》の角質細胞《かくしつさいぼう》がはがれています。角質細胞《かくしつさいぼう》どうしの間《あいだ》の水分《すいぶん》が減《へ》り，角質細胞内《かくしつさいぼうない》の天然保湿因子《てんねんほしついんし》も少《すく》なくなって，肌《はだ》のうるおいが失《うしな》われています。

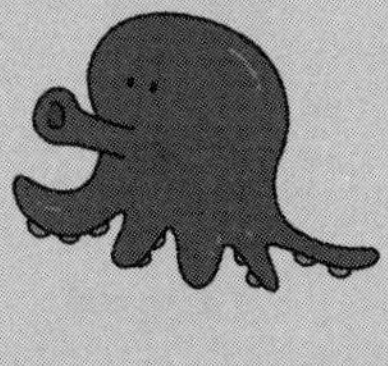

保湿剤《ほしつざい》には，皮脂《ひし》のかわりとなる成分《せいぶん》が

肌荒《はだあ》れを予防《よぼう》するためには，保湿剤《ほしつざい》をこまめに使《つか》うのがよいでしょう。保湿剤《ほしつざい》には，皮脂《ひし》のかわりとなる「グリセリン」などの成分《せいぶん》が含《ふく》まれており，角質層《かくしつそう》から水分《すいぶん》が蒸発《じょうはつ》するのを防《ふせ》ぐはたらきがあります。肌荒《はだあ》れが気《き》になるときは，水仕事《みずしごと》のあとやお風呂《ふろ》あがりなどに保湿剤《ほしつざい》を使《つか》い，角質《かくしつ》層《そう》の表面《ひょうめん》の油分《ゆぶん》を適度《てきど》に保《たも》って，角質層《かくしつそう》の乾燥《かんそう》を防《ふせ》ぎましょう。

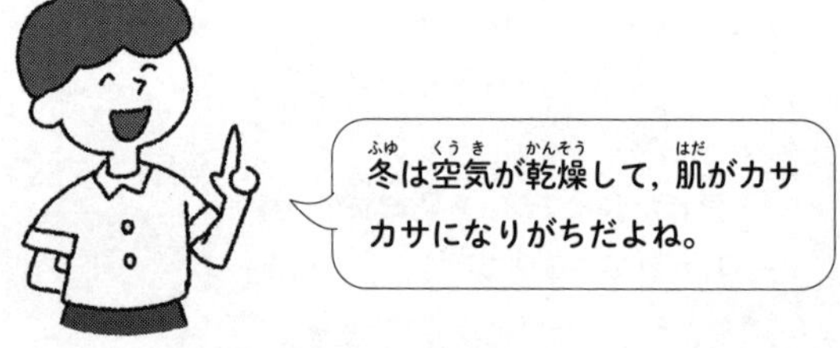
冬《ふゆ》は空気《くうき》が乾燥《かんそう》して，肌《はだ》がカサカサになりがちだよね。

memo

博士《はかせ》！教《おし》えて!!

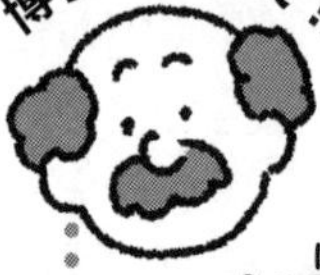

お肌《はだ》の曲《ま》がり角《かど》って何《なに》？

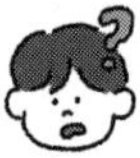

博士《はかせ》，お肌《はだ》の曲《ま》がり角《かど》って何《なん》ですか？　うちのお母《かあ》さんが，電話《でんわ》で話《はな》しているのを聞《き》いちゃったんです。あっ，もしかして，ひじのあたりかな。曲《ま》げたら角《かど》っぽい！

ふぉ～ふぉっふぉ。年齢《ねんれい》による肌《はだ》の変化《へんか》があらわれる年《とし》ごろのことを，お肌《はだ》の曲《ま》がり角《かど》というんじゃ。

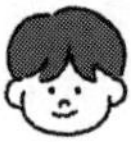

へぇ～。

もともとは1960年代《ねんだい》に，化粧品会社《けしょうひんがいしゃ》が「25歳《さい》はお肌《はだ》の曲《ま》がり角《かど》」と書《か》いた新聞広告《しんぶんこうこく》を出《だ》したのがはじまりのようじゃの。最近《さいきん》では，「曲《ま》がり角《かど》は何度《なんど》も来《く》る」とか「実《じつ》は40代《だい》」とか，いいたい放題《ほうだい》じゃ。

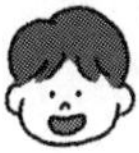

へぇ。じゃあ，ほんとは何歳《なんさい》なんですか？曲《ま》がり角《かど》。

わからん。何歳《なんさい》でそう感《かん》じるかは，人《ひと》それぞれじゃろ。それに，生《う》まれた瞬間《しゅんかん》から，みな変化《へんか》しておるわい。

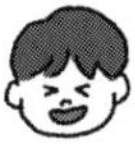

そっか。

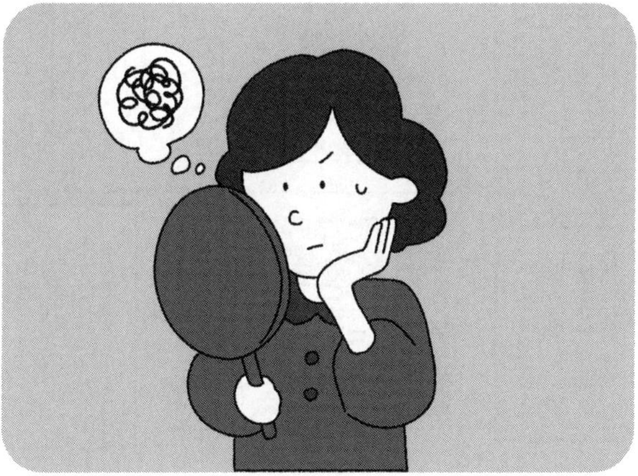

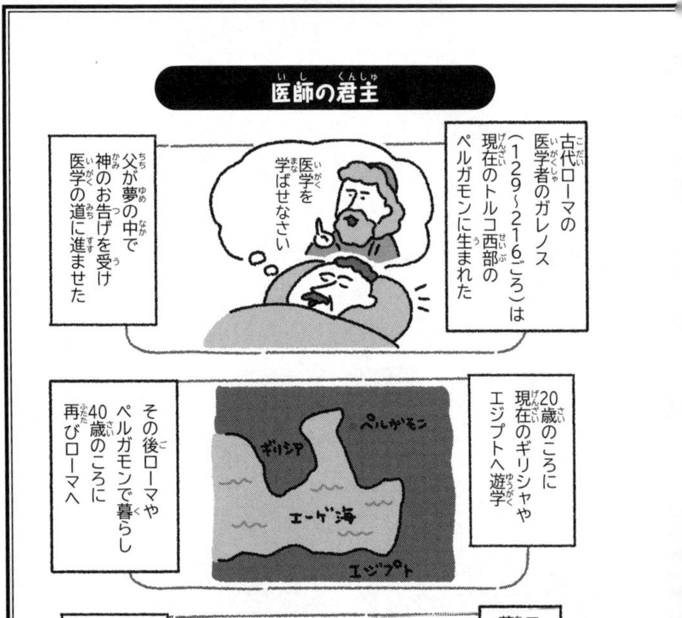
医師《いし》の君主《くんしゅ》
古代《こだい》ローマの医学者《いがくしゃ》のガレノス（129~216ごろ）は現在《げんざい》のトルコ西部《せいぶ》のペルガモンに生《う》まれた
医学《いがく》を学《まな》ばせなさい
父《ちち》が夢《ゆめ》の中《なか》で神《かみ》のお告《つ》げを受《う》け医学《いがく》の道《みち》に進《すす》ませた
20歳《さい》のころに現在《げんざい》のギリシャやエジプトへ遊学《ゆうがく》
ペルガモン
ギリシア
エーゲ海
エジプト
その後《ご》ローマやペルガモンで暮《く》らし40歳《さい》のころに再《ふたた》びローマへ
ローマでは膨大《ぼうだい》な量《りょう》の著書《ちょしょ》を執筆《しっぴつ》
古代《こだい》ギリシャの医学《いがく》に自身《じしん》の知見《ちけん》を加《くわ》えて体系的《たいけいてき》にまとめあげた
12世紀《せいき》以降《いこう》次々《つぎつぎ》にラテン語《ご》に訳《やく》され16世紀《せいき》になると全集《ぜんしゅう》が何度《なんど》も出版《しゅっぱん》された
ガレノスは18世紀《せいき》まで「医師《いし》の君主《くんしゅ》」として尊敬《そんけい》された

現存《げんそん》する最古《さいこ》の解剖学書《かいぼうがくしょ》

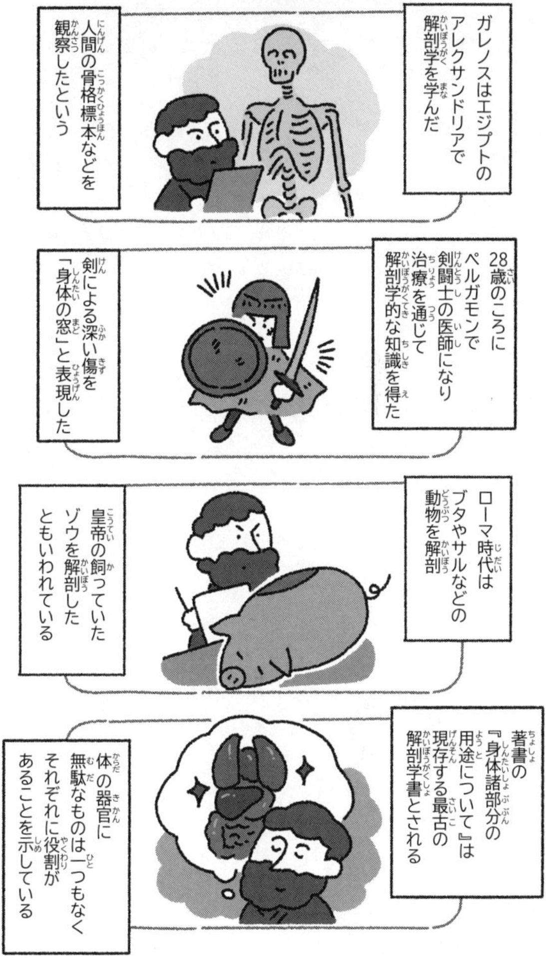
ガレノスはエジプトのアレクサンドリアで解剖学《かいぼうがく》を学《まな》んだ
人間《にんげん》の骨格標本《こっかくひょうほん》などを観察《かんさつ》したという
28歳《さい》のころにペルガモンで剣闘士《けんとうし》の医師《いし》になり治療《ちりょう》を通《つう》じて解剖学的《かいぼうがくてき》な知識《ちしき》を得《え》た
剣《けん》による深《ふか》い傷《きず》を「身体《しんたい》の窓《まど》」と表現《ひょうげん》した
ローマ時代《じだい》はブタやサルなどの動物《どうぶつ》を解剖《かいぼう》
皇帝《こうてい》の飼《か》っていたゾウを解剖《かいぼう》したともいわれている
著書《ちょしょ》の『身体諸部分《しんたいしょぶぶん》の用途《ようと》について』は現存《げんそん》する最古《さいこ》の解剖学書《かいぼうがくしょ》とされる
体《からだ》の器官《きかん》に無駄《むだ》なものは一《ひと》つもなくそれぞれに役割《やくわり》があることを示《しめ》している

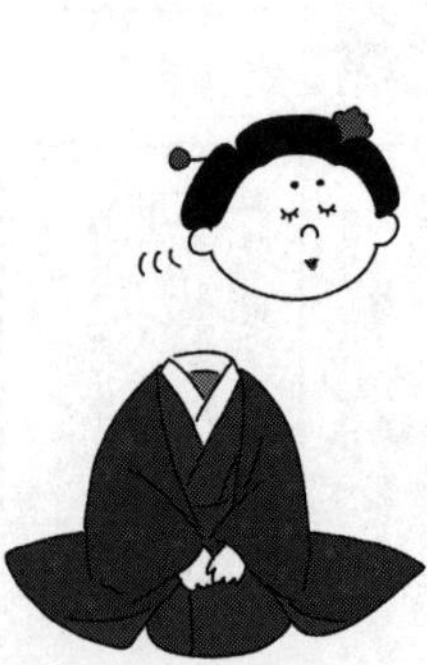

第《だい》2章《しょう》

鼻《はな》と肺《はい》，血管《けっかん》と心臓《しんぞう》の取扱説明書《とりあつかいせつめいしょ》

人間《にんげん》の鼻《はな》と肺《はい》は，家電製品《かでんせいひん》でいえば，換気《かんき》装置《そうち》といえるでしょう。一方《いっぽう》，血管《けっかん》と心臓《しんぞう》は，電気《でんき》を流《なが》すための導線《どうせん》といえるでしょう。第《だい》2章《しょう》では，鼻《はな》と肺《はい》，血管《けっかん》と心臓《しんぞう》の取《と》り扱《あつか》い方《かた》を紹介《しょうかい》します。

— 呼吸器《こきゅうき》 —

1 鼻《はな》から肺《はい》まで，呼気《こき》と吸気《きゅうき》がいったりきたり

吸《す》いこむ空気《くうき》を，「吸気《きゅうき》」という

人《ひと》は，呼吸《こきゅう》をすることで酸素《さんそ》を体内《たいない》に取《と》り入《い》れ，体内《たいない》から二酸化炭素《にさんかたんそ》を排出《はいしゅつ》しています。

外《そと》の空気《くうき》を吸《す》うときの入《い》り口《ぐち》が，「鼻《はな》」と「口《くち》」です。鼻《はな》や口《くち》から入《はい》った空気《くうき》は，気管《きかん》を通《とお》って肺《はい》へと運《はこ》ばれます。肺《はい》の中《なか》では気管《きかん》から枝分《えだわ》かれした気管支《きかんし》を通《とお》り，肺《はい》のすみずみまで空気《くうき》が送《おく》られます。こうした吸《す》いこむ空気《くうき》を，「吸気《きゅうき》」といいます。

鼻《はな》を使《つか》う「鼻呼吸《はなこきゅう》」のほうが望《のぞ》ましい

一方《いっぽう》，空気《くうき》を吐《は》き出《だ》すときは，肺《はい》から気管《きかん》を通《とお》って鼻《はな》や口《くち》から出《で》ていきます。こうした吐《は》き出《だ》す

1 呼吸《こきゅう》にかかわる体《からだ》の部分《ぶぶん》

呼吸《こきゅう》にかかわる体《からだ》の部分《ぶぶん》をえがきました。鼻《はな》から吸《す》った空気《くうき》は，気管《きかん》を通《とお》って肺《はい》へと運《はこ》ばれます。

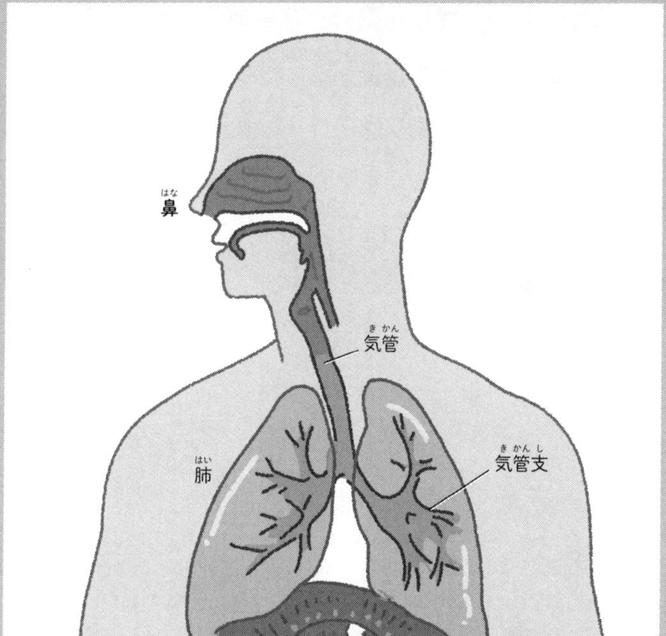

空気《くうき》を，「呼気《こき》」といいます。呼吸《こきゅう》では，呼気《こき》と吸気《きゅうき》が，口《くち》や鼻《はな》から肺《はい》までを，いったりきたりしているのです。

呼吸《こきゅう》では，口《くち》と鼻《はな》のどちらも使《つか》うことができます。**しかしできるだけ，鼻《はな》を使《つか》う「鼻呼吸《はなこきゅう》」のほうが望《のぞ》ましいでしょう。**なぜなら鼻《はな》には，外《そと》の空気《くうき》に含《ふく》まれるちりやほこりを減《へ》らし，空気《くうき》の温《おん》度《ど》と湿度《しつど》を高《たか》める，すぐれた機能《きのう》がそなわっているからです。

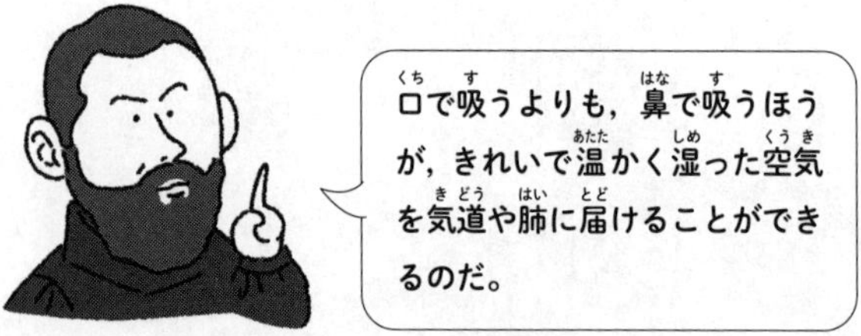
口《くち》で吸《す》うよりも，鼻《はな》で吸《す》うほうが，きれいで温《あたた》かく湿《しめ》った空気《くうき》を気道《きどう》や肺《はい》に届《とど》けることができるのだ。

— 鼻呼吸《はなこきゅう》 —

鼻《はな》は空気《くうき》をきれいにし，温度《おんど》と湿度《しつど》も整《ととの》える

湿度《しつど》100％近《ちか》くにまで加湿《かしつ》される

鼻呼吸《はなこきゅう》では，鼻毛《はなげ》が，ちりやほこり，花粉《かふん》などを取《と》り除《のぞ》く，フィルターとしてはたらきます。鼻毛《はなげ》を切《き》りすぎると，フィルターの機能《きのう》が失《うしな》われてしまうので，注意《ちゅうい》しましょう。

鼻《はな》から吸《す》った空気《くうき》は，鼻《はな》の中《なか》の空間《くうかん》である「鼻腔《びくう》」に運《はこ》ばれます。鼻腔《びくう》の壁《かべ》には，「鼻甲介《びこうかい》」とよばれる突起《とっき》があり，空気《くうき》はそのすき間《ま》を通《とお》って進《すす》みます。このとき，空気《くうき》は体温《たいおん》に近《ちか》い34℃程度《ていど》まで温《あたた》められ，湿度《しつど》100％近《ちか》くにまで加湿《かしつ》されます。鼻呼吸《はなこきゅう》をすることで，気管《きかん》や肺《はい》が冷《つめ》たく乾燥《かんそう》した空気《くうき》にさらされることを，ふせぐことができるのです。

空気《くうき》を吐《は》き出《だ》して，異物《いぶつ》を排出《はいしゅつ》する

鼻腔《びくう》の壁《かべ》は，粘膜《ねんまく》でおおわれています。鼻《はな》の粘《ねん》膜《まく》に異物《いぶつ》が付着《ふちゃく》すると，神経《しんけい》が刺激《しげき》され，いきおいよく空気《くうき》を吐《は》き出《だ》して，異物《いぶつ》を強制的《きょうせいてき》に外《そと》に排出《はいしゅつ》します。これが，くしゃみです。

子《こ》どもの鼻腔《びくう》の奥《おく》には，「咽頭扁桃《いんとうへんとう》（アデノイド）」とよばれる部分《ぶぶん》があり，病原菌《びょうげんきん》などの異物《いぶつ》を除去《じょきょ》するためにはたらきます。咽頭扁桃《いんとうへんとう》は，成《せい》人《じん》までに，ほとんど退縮《たいしゅく》してしまいます。

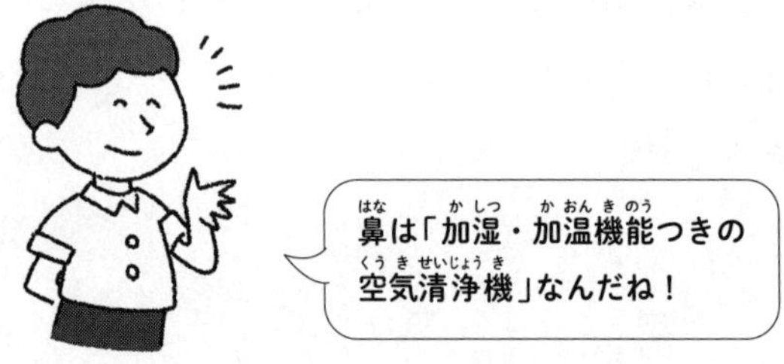
鼻《はな》は「加湿《かしつ》・加温機能《かおんきのう》つきの
空気清浄機《くうきせいじょうき》」なんだね！

鼻《はな》呼《こ》吸《きゅう》のしくみ

鼻《はな》呼《こ》吸《きゅう》のしくみをえがきました（1〜4）。鼻《はな》で吸《す》うほうが，よりきれいで，より温《あたた》かく湿《しめ》った空気《くうき》を，気道《きどう》や肺《はい》に届《とど》けることができます。

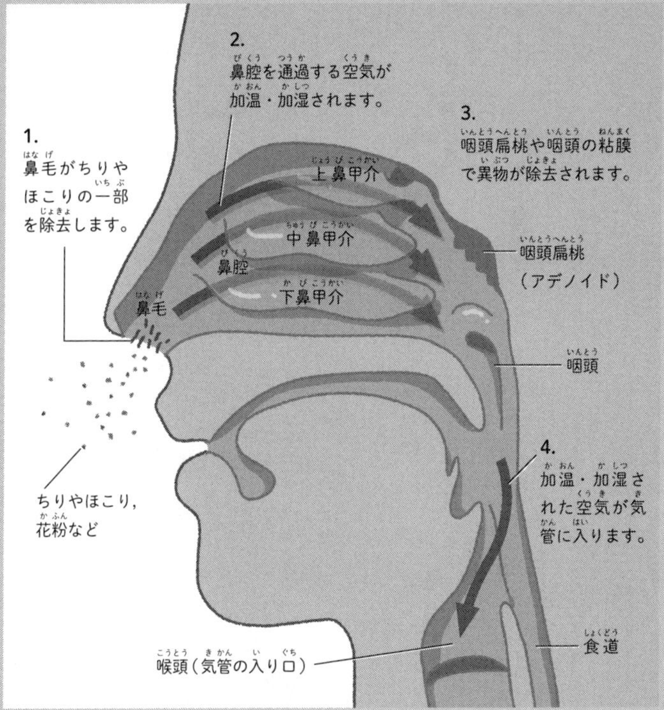
1.
鼻毛《はなげ》がちりやほこりの一部《いちぶ》を除去《じょきょ》します。
2.
鼻腔《びくう》を通過《つうか》する空気《くうき》が
加温《かおん》・加湿《かしつ》されます。
3.
咽頭扁桃《いんとうへんとう》や咽頭《いんとう》の粘膜《ねんまく》で異物《いぶつ》が除去《じょきょ》されます。
上鼻甲介《じょうびこうかい》
中鼻甲介《ちゅうびこうかい》
鼻腔《びくう》
下鼻甲介《かびこうかい》
鼻毛《はなげ》
咽頭扁桃《いんとうへんとう》
（アデノイド）
咽頭《いんとう》
4.
加温《かおん》・加湿《かしつ》された空気《くうき》が気管《きかん》に入《はい》ります。
ちりやほこり，
花粉《かふん》など
食道《しょくどう》
喉頭《こうとう》（気管《きかん》の入《い》り口《ぐち》）

— 肺《はい》 —

2 肺《はい》の中《なか》は，枝分《えだわ》かれした気管支《きかんし》でびっしり

1日《にち》で約《やく》1万《まん》リットル

人《ひと》は，1日《にち》に約《やく》2万回《まんかい》ほど呼吸《こきゅう》を行《おこな》っています。1回《かい》に吸《す》ったり吐《は》いたりする空気《くうき》の量《りょう》は，約《やく》0.5リットルほどです。1日《にち》では，約《やく》1万《まん》リットルにもなります。

2 肺《はい》の構造《こうぞう》と気管支《きかんし》

肺《はい》の構造《こうぞう》(A)と，気管支《きかんし》(B)をえがきました。気管支《きかんし》の先《さき》には，肺胞《はいほう》があります(73ページ)。

A. 肺《はい》の構造《こうぞう》

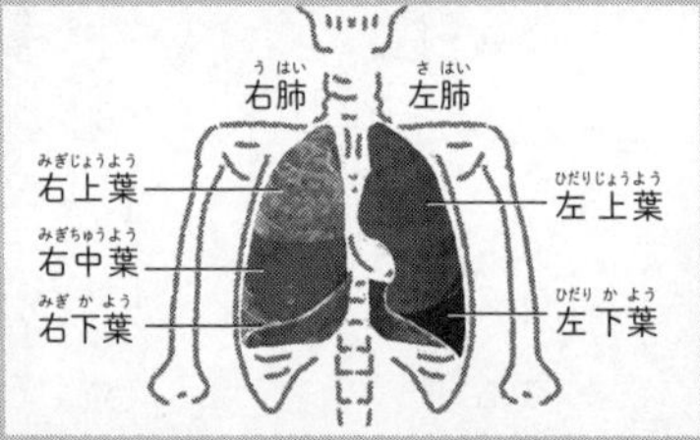

気管《きかん》は，肺《はい》の中《なか》で次々《つぎつぎ》に枝分《えだわ》かれしていく

鼻《はな》や口《くち》から吸《す》った空気《くうき》は，気管《きかん》を通《とお》って肺《はい》に運《はこ》ばれます。気管《きかん》は，肺《はい》の中《なか》で次々《つぎつぎ》に枝分《えだわ》かれしていきます。これを気管支《きかんし》といいます。気管《きかん》や気管《きかん》支《し》の粘膜《ねんまく》に付着《ふちゃく》した異物《いぶつ》を排除《はいじょ》するためにおきるのが咳《せき》です。

肺《はい》は左肺《さはい》と右肺《うはい》に分《わ》かれています。左肺《さはい》はさらに二《ふた》つ（上葉《じょうよう》と下葉《かよう》），右肺《みぎはい》は三《みっ》つ（上葉《じょうよう》と中葉《ちゅうよう》と下葉《かよう》）に分《わ》かれています（左《ひだり》ページのイラスト）。

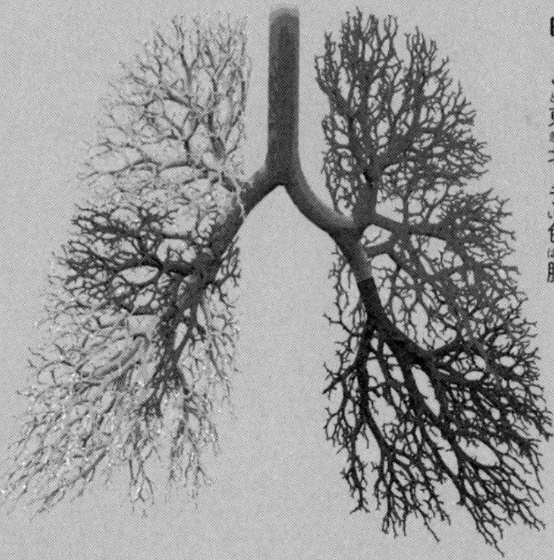

B. 気管支《きかんし》

この気管支《きかんし》のイラストは，東京農工大学客員教授《とうきょうのうこうだいがくきゃくいんきょうじゅ》の北岡裕子博士《きたおかゆうこはかせ》による3Dモデルにもとづいたものです。色《いろ》は，左《ひだり》ページに示《しめ》した各《かく》肺葉《はいよう》に対応《たいおう》しています。

— 肺胞《はいほう》 —

3 酸素《さんそ》は血液《けつえき》に，二酸化炭素《にさんかたんそ》は肺胞《はいほう》に

小部屋《こべや》の数《かず》は，合計約《ごうけいやく》3億個《おくこ》にもなる

気管支《きかんし》が16回《かい》ほど枝分《えだわ》かれして，最後《さいご》に行《い》き着《つ》くのが，「肺胞《はいほう》」です。肺胞《はいほう》は，球状《きゅうじょう》の小《ちい》さな部屋《へや》が集《あつ》まったブドウの房《ふさ》のような構造《こうぞう》をしています。一《ひと》つの部屋《へや》は，数《かず》の子一粒《こひとつぶ》よりも小《ちい》さく，その数《かず》は左右《さゆう》の肺《はい》を合《あ》わせると約《やく》3億個《おくこ》にもなります。肺胞《はいほう》の壁《かべ》の表面積《ひょうめんせき》は，畳《たたみ》40畳分《じょうぶん》もあります。

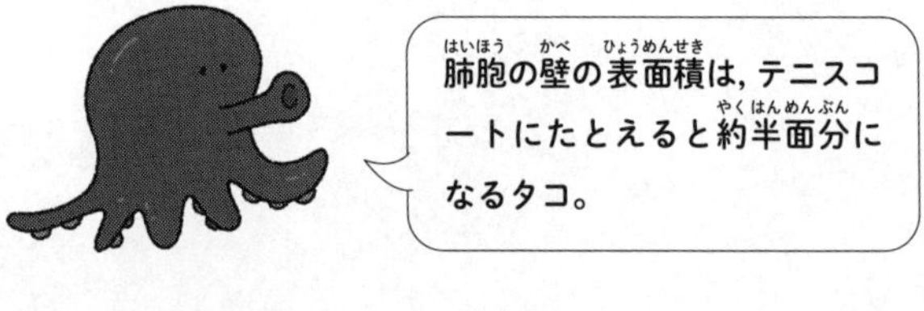
肺胞《はいほう》の壁《かべ》の表面積《ひょうめんせき》は，テニスコートにたとえると約半面分《やくはんめんぶん》になるタコ。

3 肺胞《はいほう》

一部分《いちぶぶん》を切《き》りとった肺胞《はいほう》をえがきました。肺胞《はいほう》の壁《かべ》の外側《そとがわ》には，細《ほそ》い血管《けっかん》がはりめぐらされており，その中《なか》を血液《けつえき》が流《なが》れています。空気《くうき》と血液《けつえき》の間《あいだ》で，酸素《さんそ》と二酸化炭素《にさんかたんそ》のガス交換《こうかん》が行《おこな》われます。

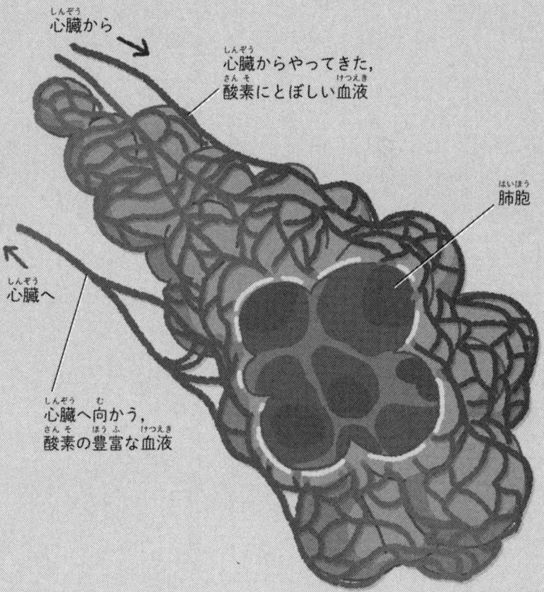

酸素《さんそ》と二酸化炭素《にさんかたんそ》の交換《こうかん》がおきる

吸《す》った空気《くうき》に含《ふく》まれる酸素《さんそ》（O_2）は，肺胞《はいほう》と血《けっ》管《かん》の壁《かべ》を通過《つうか》して，血液《けつえき》に移《うつ》ります。その逆《ぎゃく》に，血液《けつえき》に含《ふく》まれていた二酸化炭素《にさんかたんそ》（CO_2）が，血管《けっかん》と肺胞《はいほう》の壁《かべ》を通過《つうか》して，空気《くうき》に移《うつ》ります。こうして酸素《さんそ》と二酸化炭素《にさんかたんそ》の交換《こうかん》（ガス交換《こうかん》）がおきたあと，空気《くうき》は外《そと》へ吐《は》き出《だ》されます。

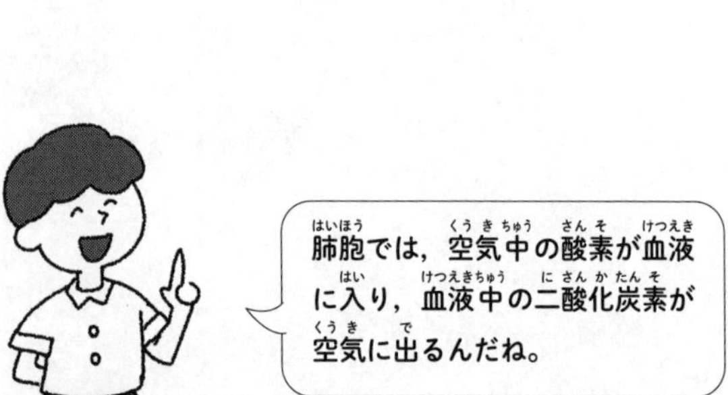
肺胞《はいほう》では，空気中《くうきちゅう》の酸素《さんそ》が血液《けつえき》
に入《はい》り，血液中《けつえきちゅう》の二酸化炭素《にさんかたんそ》が
空気《くうき》に出《で》るんだね。

memo

— 呼吸筋《こきゅうきん》 —

4 呼吸筋《こきゅうきん》が，肺《はい》をふくらませたり，しぼませたりする

肺《はい》は，自力《じりき》でふくらんだりしぼんだりはしない

肺《はい》は，息《いき》を吸《す》うときにふくらみ，息《いき》を吐《は》くときにしぼみます。しかし肺《はい》は，肺《はい》みずからの力《ちから》で，ふくらんだりしぼんだりするわけではありません。

肺《はい》の大《おお》きさを変《か》えるのは，肋骨《ろっこつ》を上下《じょうげ》させる「肋間筋《ろっかんきん》」と，胸《むね》とおなかの境目《さかいめ》にある「横隔膜《おうかくまく》」などのはたらきによります。肺《はい》を動《うご》かすこれらの筋肉《きんにく》は，まとめて「呼吸筋《こきゅうきん》」とよばれます。

息《いき》を吸《す》うときは，肋骨《ろっこつ》が引《ひ》き上《あ》げられる

　肋間筋《ろっかんきん》は肋骨《ろっこつ》どうしをつなぐ筋肉《きんにく》で，外層《がいそう》の「外肋間筋《がいろっかんきん》」と，内層《ないそう》の「内肋間筋《ないろっかんきん》」からなります。

　息《いき》を吸《す》うときは，主《おも》に外肋間筋《がいろっかんきん》が収縮《しゅうしゅく》して，肋骨《ろっこつ》が引《ひ》き上《あ》げられるとともに，横隔膜《おうかくまく》が下《さ》がります。こうして，肺《はい》をおさめる胸郭《きょうかく》が広《ひろ》がり，肺《はい》がふくらみます。**一方《いっぽう》，息《いき》を吐《は》くときは，主《おも》に内肋間筋《ないろっかんきん》が収縮《しゅうしゅく》して，肋骨《ろっこつ》が引《ひ》き下《さ》げられるとともに，横隔膜《おうかくまく》が上《あ》がります。**こうして胸郭《きょうかく》がせまくなり肺《はい》がしぼみます。これが，肺《はい》がふくらんだりしぼんだりするしくみです。

ちなみに，しゃっくりは，横隔膜《おうかくまく》のけいれんに連動《れんどう》して，声門《せいもん》（声帯《せいたい》）がすばやく閉《と》じるために「ヒック」という音《おと》が出《で》るのだ。男性《だんせい》に多《おお》くみられるぞ。

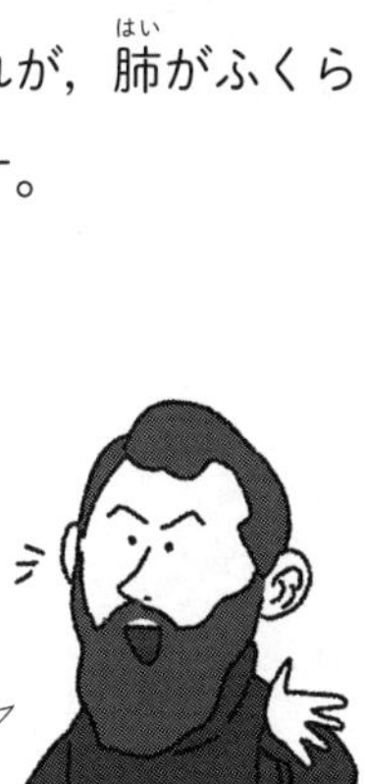

4 呼吸筋《こきゅうきん》のはたらき

息《いき》を吸《す》うとき（A）と，息《いき》を吐《は》くとき（B）の，呼吸筋《こきゅうきん》のはたらきをえがきました。外呼吸筋《がいこきゅうきん》と内呼吸筋《ないこきゅうきん》のはたらきによって，肺《はい》がおさまっている胸郭《きょうかく》の大《おお》きさが変化《へんか》します。

A. 息《いき》を吸《す》うとき

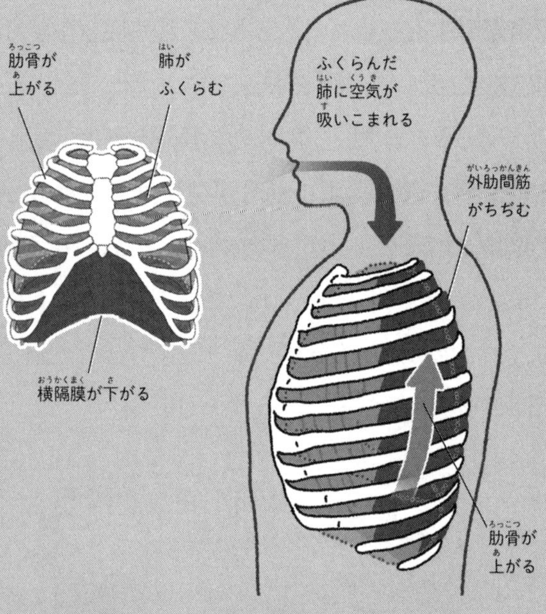

B. 息《いき》を吐《は》くとき

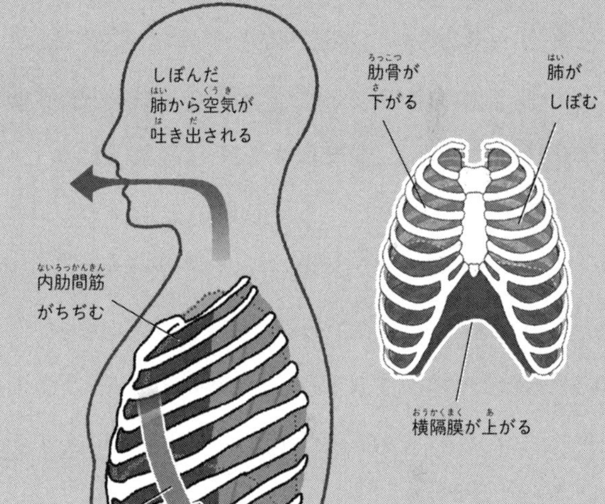
しぼんだ
肺《はい》から空気《くうき》が
吐《は》き出《だ》される
内肋間筋《ないろっかんきん》
がちぢむ
肋骨《ろっこつ》が
下《さ》がる
肋骨《ろっこつ》が
下《さ》がる
肺《はい》が
しぼむ
横隔膜《おうかくまく》が上《あ》がる

— 呼吸筋《こきゅうきん》のストレッチ —

ストレッチで，呼吸筋《こきゅうきん》をきたえよう！

体全体《からだぜんたい》の不調《ふちょう》をまねく

加齢《かれい》によって呼吸筋《こきゅうきん》がおとろえると，呼吸筋《こきゅうきん》のはたらきが弱《よわ》くなり，肺《はい》を十分《じゅうぶん》にふくらませたりしぼませたりすることがむずかしくなります。そうすると，息苦《いきぐる》しさを感《かん》じるようになり，体全体《からだぜんたい》が不調《ふちょう》におちいってしまいます。

また，緊張《きんちょう》や不安《ふあん》にさらされたときにも，息苦《いきぐる》しさを感《かん》じることがあります。これは，脳《のう》からの呼吸筋《こきゅうきん》を動《うご》かすための信号《しんごう》が乱《みだ》れ，呼吸筋《こきゅうきん》のはたらきが一時的《いちじてき》に悪《わる》くなるためだといいます。

呼吸筋《こきゅうきん》のおとろえを防《ふせ》ぐ

82～83ページのイラストは，「呼吸筋《こきゅうきん》ストレッチ体操《たいそう》」とよばれる，呼吸筋《こきゅうきん》をのばすストレッチングの一部《いちぶ》です※。いちどに3～10回程度《かいていど》を目安《めやす》に，毎日数回行《まいにちすうかいおこな》い，呼吸筋《こきゅうきん》のおとろえを防《ふせ》いだり，呼吸筋《こきゅうきん》のはたらきを改善《かいぜん》したりします。ぜひ試《ため》してみてください。

※：呼吸筋《こきゅうきん》ストレッチ体操《たいそう》は，NPO法人安《ほうじんやす》らぎ呼吸《こきゅう》プロジェクトのウェブサイト（https://yasuragi-iki.jp/）や，独立行政法人環境再生保全機構《どくりつぎょうせいほうじんかんきょうさいせいほぜんきこう》のウェブサイト（https://www.erca.go.jp/）で，くわしく紹介《しょうかい》されています。

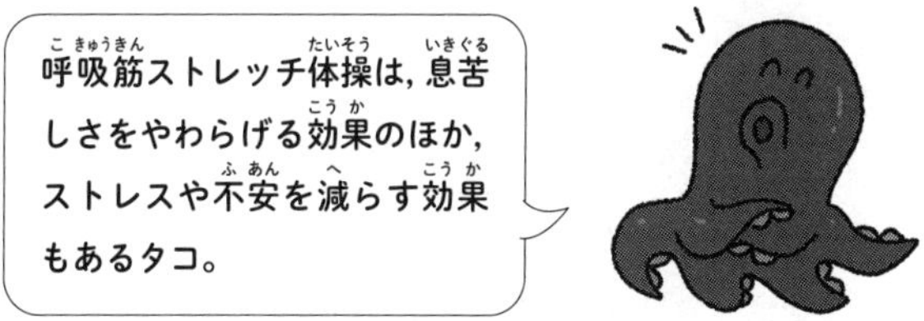
呼吸筋《こきゅうきん》ストレッチ体操《たいそう》は，息苦《いきぐる》しさをやわらげる効果《こうか》のほか，ストレスや不安《ふあん》を減《へ》らす効果《こうか》もあるタコ。

肺《はい》を広《ひろ》げる呼吸筋《こきゅうきん》のストレッチ

1

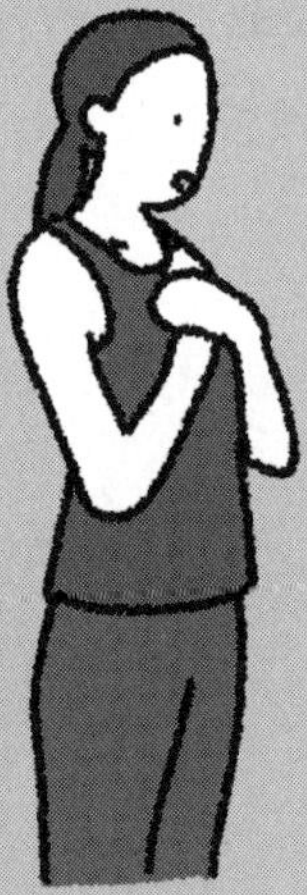

両手《りょうて》を胸《むね》にあてて，ゆっくり息《いき》を吐《は》きます。

2

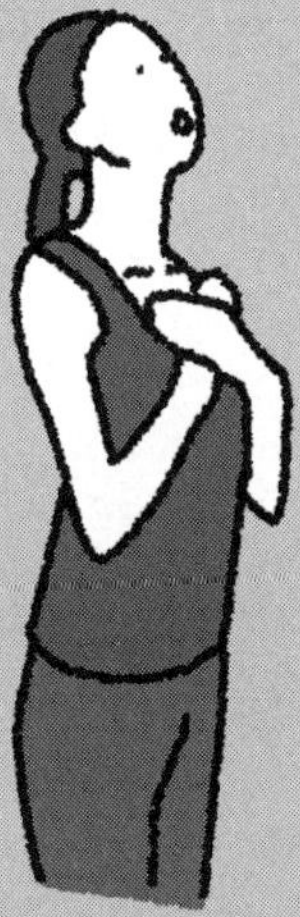

ゆっくり息《いき》を吸《す》いながら，手《て》で胸《むね》を押《お》し下《さ》げます。息《いき》を吸《す》いきったら，息《いき》を吐《は》きながら1にもどります。

肺《はい》をしぼませる呼吸筋《こきゅうきん》のストレッチ

1

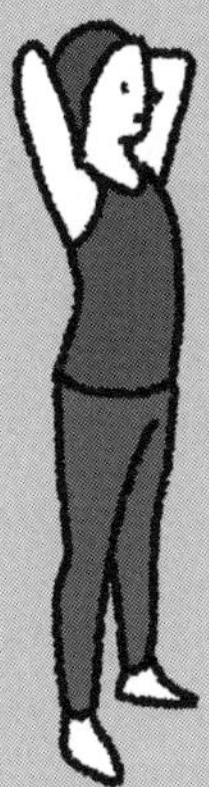

両手《りょうて》を頭《あたま》の後《うし》ろに組《く》んで，ゆっくり息《いき》を吸《す》います。

2

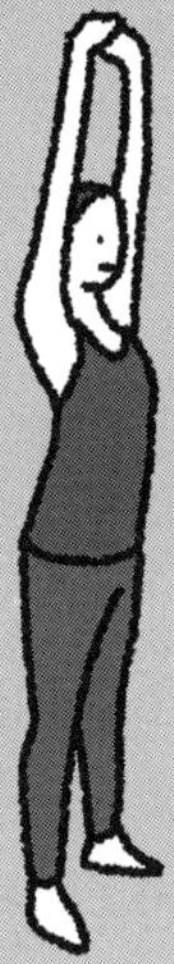

ゆっくり息《いき》を吐《は》きながら，腕《うで》を上《うえ》にのばして背《せ》のびをします。

3

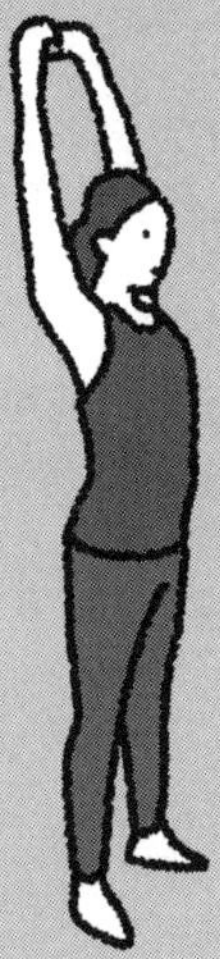

首《くび》を前《まえ》に倒《たお》し，腕《うで》をうしろに引《ひ》きながらさらに息《いき》を吐《は》きます。息《いき》を吐《は》ききったら1にもどります。

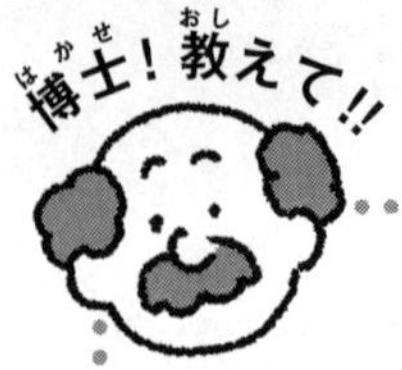

鼻《はな》くそって何《なに》？

博士《はかせ》，鼻《はな》くそって何《なに》でできているのですか。

ふむ。鼻《はな》くそは，空気中《くうきちゅう》のほこりやごみが，鼻水《はなみず》とまざって固《かた》まったものじゃ。

へぇ～。じゃぁ，鼻水《はなみず》って何《なん》なのですか？

鼻水《はなみず》は，鼻《はな》の粘膜《ねんまく》から出《で》る粘液《ねんえき》じゃ。鼻《はな》は，空気《くうき》といっしょにほこりやごみが体《からだ》のなかに入《はい》らないように，鼻毛《はなげ》で防《ふせ》いだり粘膜《ねんまく》でつかまえたりしておる。それが，鼻《はな》くそになるんじゃ。

鼻《はな》すごい！　鼻《はな》くそは，鼻《はな》ががんばった証《しょう》拠《こ》だったんですね。

うむ。鼻《はな》くそは，正式名称《せいしきめいしょう》も鼻《はな》くそじゃぞ。論文《ろんぶん》にも，「鼻《はな》くそ」と書《か》いてあるんじゃ。

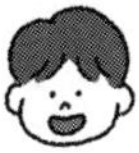

へぇ〜。今度《こんど》おっきいのがとれたら，お母《かあ》さんに見《み》せてあげよ！

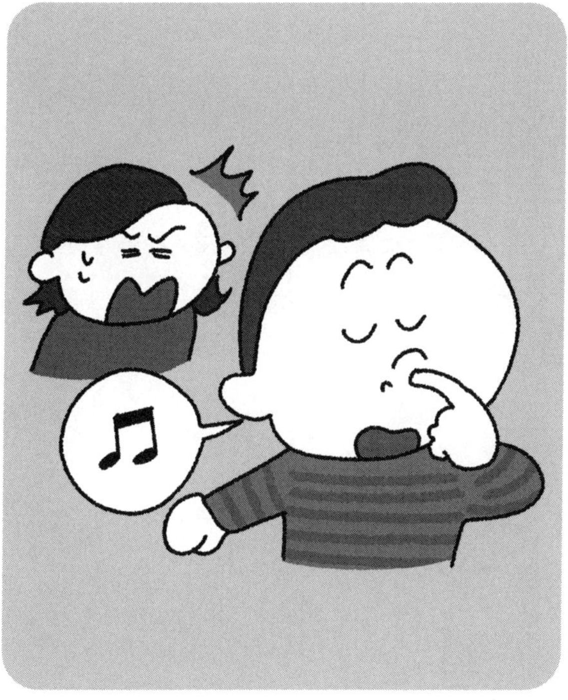

5 血管《けっかん》は，酸素《さんそ》と栄養《えいよう》を届《とど》ける流通網《りゅうつうもう》

血液《けつえき》は，体重《たいじゅう》の約《やく》8％を占《し》める

酸素《さんそ》や二酸化炭素《にさんかたんそ》を体内《たいない》で運《はこ》ぶのが，「血液《けつえき》」です。血液《けつえき》は，体重《たいじゅう》の約《やく》8％を占《し》めます。体重《たいじゅう》60キログラムの人《ひと》の血液《けつえき》は，4.8キログラム（約《やく》5リットル）になります。

血液《けつえき》は，「血管《けっかん》」を通《とお》って体内《たいない》を循環《じゅんかん》し，酸素《さんそ》と栄養《えいよう》を全身《ぜんしん》に届《とど》けます。血液《けつえき》を循環《じゅんかん》させるポンプが，「心臓《しんぞう》」です。心臓《しんぞう》が押《お》し出《だ》す血液《けつえき》の圧《あつ》力《りょく》を，「血圧《けつあつ》」といいます。

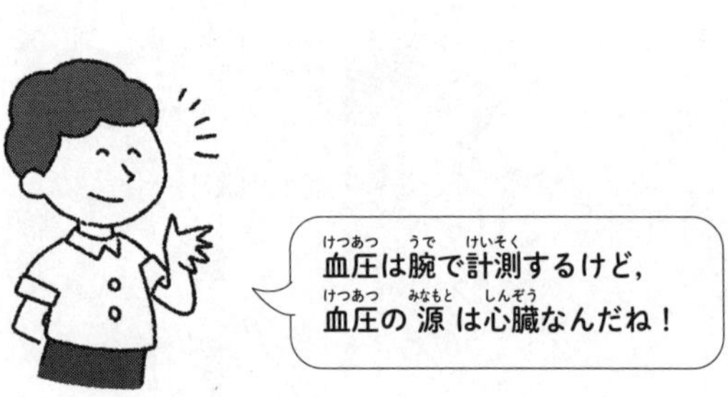
血圧《けつあつ》は腕《うで》で計測《けいそく》するけど，
血圧《けつあつ》の源《みなもと》は心臓《しんぞう》なんだね！

5 主《おも》な動脈《どうみゃく》

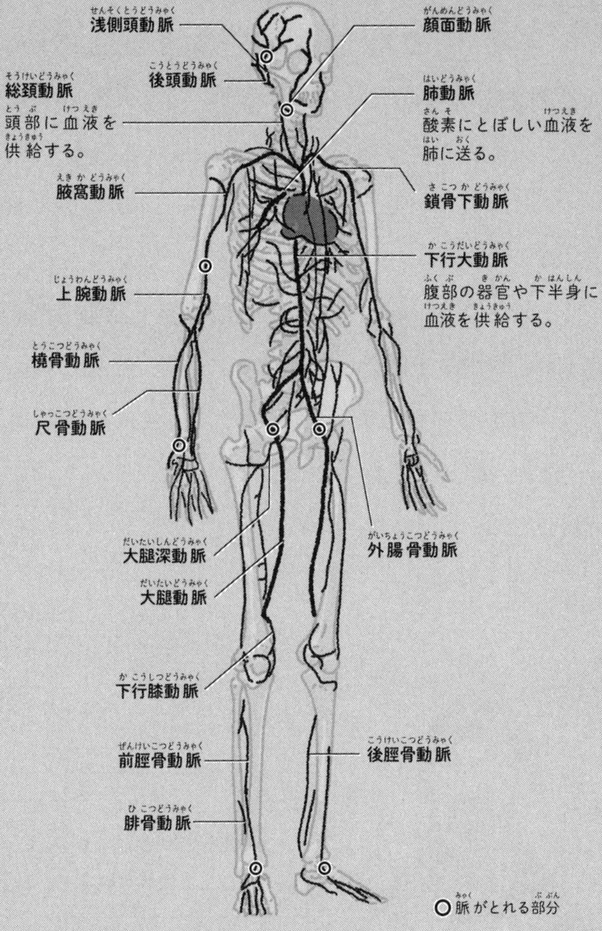

動脈《どうみゃく》を流《なが》れる血液《けつえき》は，あざやかな赤色《あかいろ》

心臓《しんぞう》から出《で》て，体《からだ》の各部《かくぶ》へと向《む》かう血管《けっかん》が，「動脈《どうみゃく》」です。とくに太《ふと》い動脈《どうみゃく》は，「大動脈《だいどうみゃく》」とよばれます。皮膚《ひふ》に近《ちか》い動脈《どうみゃく》には，さわって脈《みゃく》がとれる部分《ぶぶん》があります（87ページのイラストの○印《じるし》）。

動脈《どうみゃく》を流《なが》れる血液《けつえき》は，酸素《さんそ》を多《おお》く含《ふく》むため，あざやかな赤色《あかいろ》をしています。ただ，心臓《しんぞう》から肺《はい》へ向《む》かう肺動脈《はいどうみゃく》だけは例外《れいがい》で，酸素《さんそ》にとぼしいため，暗《くら》い赤色《あかいろ》をしています。

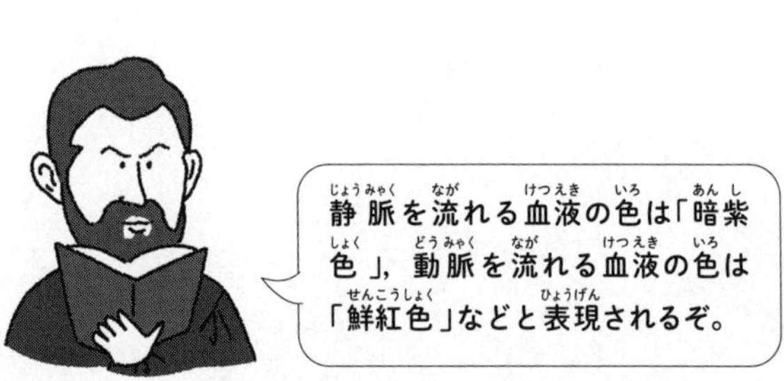
静脈《じょうみゃく》を流《なが》れる血液《けつえき》の色《いろ》は「暗紫色《あんししょく》」，動脈《どうみゃく》を流《なが》れる血液《けつえき》の色《いろ》は「鮮紅色《せんこうしょく》」などと表現《ひょうげん》されるぞ。

— 血管《けっかん》と血液《けつえき》 —

6 採血《さいけつ》や点滴《てんてき》で，針《はり》をさされるのは静脈《じょうみゃく》

静脈《じょうみゃく》を流《なが》れる血液《けつえき》は，暗《くら》い赤色《あかいろ》

体《からだ》の各部《かくぶ》から心臓《しんぞう》へともどる血管《けっかん》が「静脈《じょうみゃく》」です。とくに太《ふと》い静脈《じょうみゃく》は「大静脈《だいじょうみゃく》」とよばれます。採血《さいけつ》などの静脈注射《じょうみゃくちゅうしゃ》では，肘《ひじ》の内側《うちがわ》の皮膚《ひふ》近《ちか》くを通《とお》る「肘正中皮静脈《ちゅうせいちゅうひじょうみゃく》」がよく使《つか》われます。

静脈《じょうみゃく》を流《なが》れる血液《けつえき》は，酸素《さんそ》にとぼしいため，暗《くら》い赤色《あかいろ》をしています。ただ，肺《はい》から心臓《しんぞう》にもどる肺静脈《はいじょうみゃく》だけは例外《れいがい》で，酸素《さんそ》を多《おお》く含《ふく》むため，あざやかな赤色《あかいろ》をしています。

静脈《じょうみゃく》は，皮膚《ひふ》の上《うえ》からは青《あお》く見《み》えるけど，実《じつ》は灰色《はいいろ》で，より赤《あか》みをおびた周《まわ》りの皮膚《ひふ》との対比《たいひ》によって，青《あお》く見《み》えているそうだよ。

栄養分《えいようぶん》や二酸化炭素《にさんかたんそ》は，「血漿《けっしょう》」で運《はこ》ばれる

血液《けつえき》は，液体成分《えきたいせいぶん》である「血漿《けっしょう》」と，細胞《さいぼう》などの「血球《けっきゅう》」からなります。

栄養分《えいようぶん》や二酸化炭素《にさんかたんそ》は，血漿《けっしょう》に溶《と》けて運《はこ》ばれます。血球《けっきゅう》には，酸素《さんそ》を運《はこ》ぶ「赤血球《せっけっきゅう》」や，異物《いぶつ》と戦《たたか》って排除《はいじょ》する「白血球《はっけっきゅう》」，止血《しけつ》のためにはたらく「血小板《けっしょうばん》」などがあります。

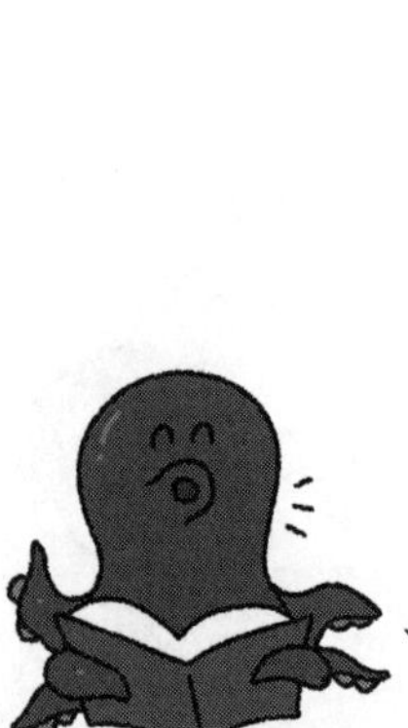
血液《けつえき》の約《やく》55%の成分《せいぶん》は血漿《けっしょう》で，約《やく》45%は赤血球《せっけっきゅう》や白血球《はっけっきゅう》なんだタコ。

6 主《おも》な静脈《じょうみゃく》

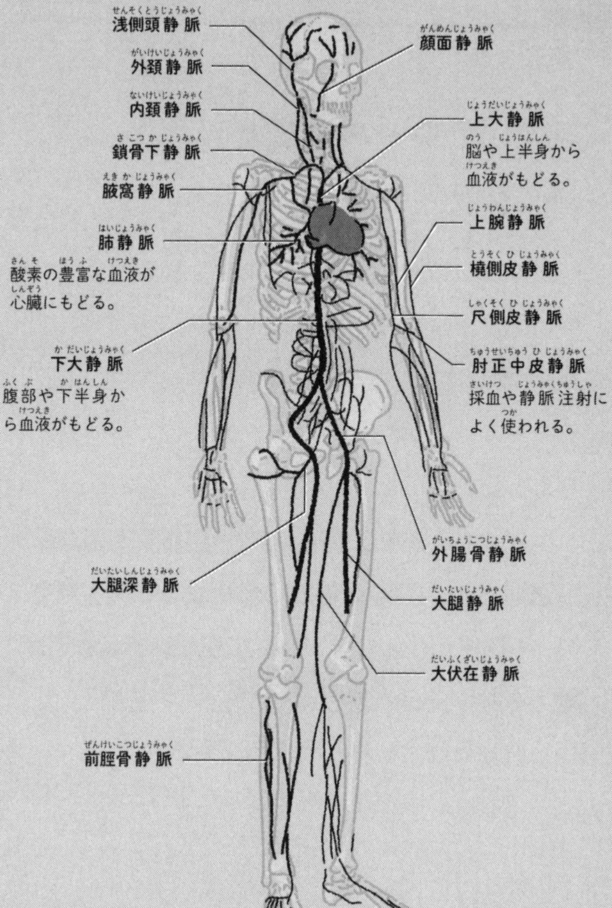

脂《あぶら》っこい食事《しょくじ》などが，血管《けっかん》をかたくする

コレステロール濃度《のうど》が，高《たか》くなりすぎる

血液《けつえき》の血漿《けっしょう》には，さまざまな栄養素《えいようそ》が含《ふく》まれています。脂質《ししつ》の一種《いっしゅ》である「コレステロール」も，血漿《けっしょう》に含《ふく》まれる栄養素《えいようそ》の一《ひと》つです。コレステロールは，細胞膜《さいぼうまく》やホルモンなどの材料《ざいりょう》になります。

ところが，脂肪分《しぼうぶん》の多《おお》い肉《にく》や卵《たまご》，乳製品《にゅうせいひん》を食《た》べ過《す》ぎたり，運動不足《うんどうぶそく》だったりすると，血液中《けつえきちゅう》のコレステロール濃度《のうど》が高《たか》くなりすぎてしまいます。そしてその状態《じょうたい》がつづくと，「動脈硬化《どうみゃくこうか》」という血管《けっかん》の病気《びょうき》になってしまいます。

⚠ 動脈硬化《どうみゃくこうか》がおきた血管《けっかん》

動脈硬化《どうみゃくこうか》をおこして，せまくなった血管《けっかん》をえがきました。動脈《どうみゃく》硬化《こうか》をおこした血管《けっかん》の内壁《ないへき》が傷《きず》つくと，血小板《けっしょうばん》が集《あつ》まり，血《ち》のかたまりができます。血《ち》のかたまりが大《おお》きくなると，血管《けっかん》を完全《かんぜん》にふさいでしまいます。

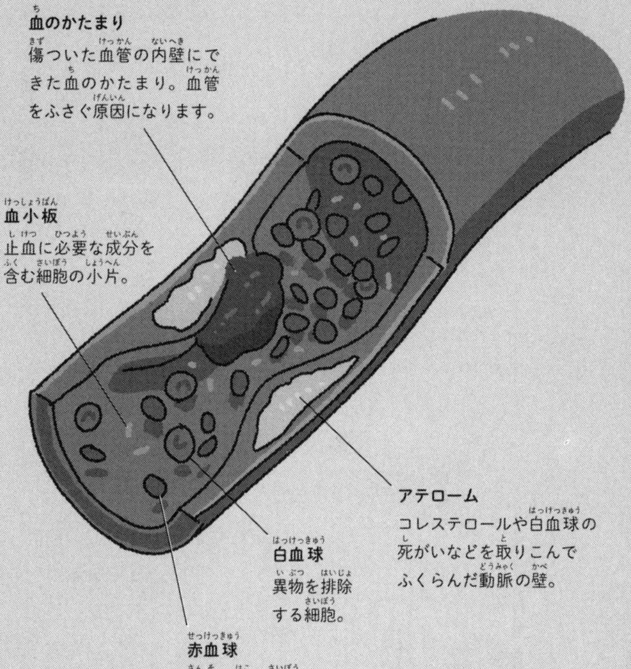
血《ち》のかたまり
傷《きず》ついた血管《けっかん》の内壁《ないへき》にできた血《ち》のかたまり。血管《けっかん》をふさぐ原因《げんいん》になります。
血小板《けっしょうばん》
止血《しけつ》に必要《ひつよう》な成分《せいぶん》を含《ふく》む細胞《さいぼう》の小片《しょうへん》。
アテローム
コレステロールや白血球《はっけっきゅう》の死《し》がいなどを取《と》りこんでふくらんだ動脈《どうみゃく》の壁《かべ》。
白血球《はっけっきゅう》
異物《いぶつ》を排除《はいじょ》する細胞《さいぼう》。
赤血球《せっけっきゅう》
酸素《さんそ》を運《はこ》ぶ細胞《さいぼう》。

コレステロールが，血管《けっかん》の壁《かべ》の中《なか》にたまる

コレステロールは，血管《けっかん》の内壁《ないへき》の細胞《さいぼう》のすきまを通《とお》り，血管《けっかん》の壁《かべ》の中《なか》に入《はい》る性質《せいしつ》があります。コレステロールや白血球《はっけっきゅう》の死《し》がいなどが血管《けっかん》の壁《かべ》の中《なか》にたまると，「アテローム」とよばれるかたまりとなり，血管《けっかん》がかたく，せまくなります。これが動脈硬化《どうみゃくこうか》です。

動脈硬化《どうみゃくこうか》が進行《しんこう》すると，「脳血管障害《のうけっかんしょうがい》」や「心筋梗塞《しんきんこうそく》」などの，命《いのち》に危険《きけん》がおよぶ病気《びょうき》を引《ひ》きおこすことがあります。

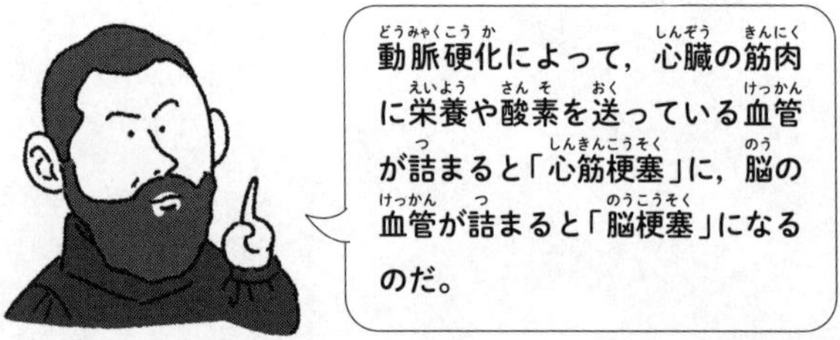
動脈硬化《どうみゃくこうか》によって，心臓《しんぞう》の筋肉《きんにく》に栄養《えいよう》や酸素《さんそ》を送《おく》っている血管《けっかん》が詰《つ》まると「心筋梗塞《しんきんこうそく》」に，脳《のう》の血管《けっかん》が詰《つ》まると「脳梗塞《のうこうそく》」になるのだ。

— 心臓《しんぞう》 —

7 心臓《しんぞう》は，1分間《ぷんかん》に約《やく》5リットルの血液《けつえき》をプッシュ

1回《かい》の収縮《しゅうしゅく》で，約《やく》70ミリリットル

血液《けつえき》の循環《じゅんかん》をになうポンプが，心臓《しんぞう》です。心《しん》臓《ぞう》は，1回《かい》の収縮《しゅうしゅく》で，約《やく》70ミリリットルの血液《けつえき》を吐《は》き出《だ》します。心臓《しんぞう》の1分間《ぷんかん》の収縮回数《しゅうしゅくかいすう》は，70回前後《かいぜんご》です。つまり心臓《しんぞう》が吐《は》き出《だ》す血液《けつえき》の量《りょう》は，1分間《ぷんかん》に約《やく》5リットル，1日《にち》では約《やく》7000リットルにもなります。

しばしば，「心臓《しんぞう》は左《ひだり》にある」といわれます。しかし実際《じっさい》の心臓《しんぞう》は，体《からだ》のほぼ中央《ちゅうおう》にあります。

心臓《しんぞう》の拍動《はくどう》は脳《のう》からの信号《しんごう》なしに行《おこな》われる

筋肉《きんにく》には，主《おも》に骨格《こっかく》にそってついている「骨格《こっかく》筋《きん》」と，主《おも》に内臓《ないぞう》についている「平滑筋《へいかつきん》」と，心《しん》臓《ぞう》の「心筋《しんきん》」の3種類《しゅるい》があります。骨格筋《こっかくきん》が自分《じぶん》の意志《いし》で動《うご》かせるのに対《たい》して，平滑筋《へいかつきん》と心筋《しんきん》は，自分《じぶん》の意志《いし》で動《うご》かすことはできません。

心臓《しんぞう》の規則的《きそくてき》な収縮《しゅうしゅく》と弛緩《しかん》（拍動《はくどう》）は，心臓自《しんぞうじ》身《しん》によってつくられています。心臓《しんぞう》の右心房《うしんぼう》には，特殊《とくしゅ》な細胞《さいぼう》が集《あつ》まった，「洞房結節《どうぼうけっせつ》」とよばれる場所《ばしょ》があります。この洞房結節《どうぼうけっせつ》が規則的《きそくてき》に電《でん》気信号《きしんごう》を発《はっ》することで，心臓《しんぞう》は拍動《はくどう》するのです。

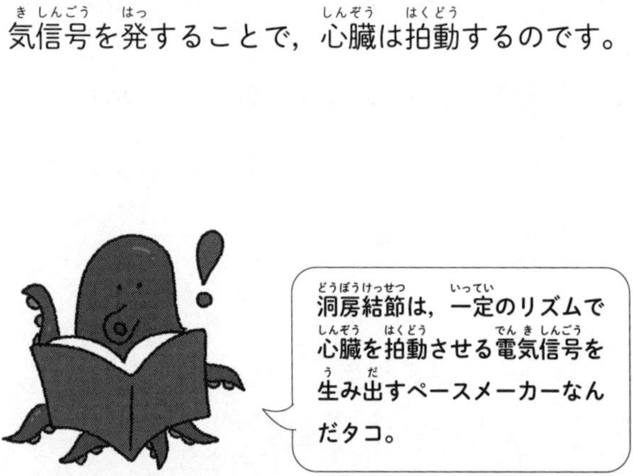
洞房結節《どうぼうけっせつ》は，一定《いってい》のリズムで心臓《しんぞう》を拍動《はくどう》させる電気信号《でんきしんごう》を生《う》み出《だ》すペースメーカーなんだタコ。

7 正常《せいじょう》な心臓《しんぞう》

正常《せいじょう》な心臓《しんぞう》をえがきました。洞房結節《どうぼうけっせつ》が発《はっ》した電気信号《でんきしんごう》は，まず左心房《さしんぼう》と右心房《うしんぼう》を収縮《しゅうしゅく》させます。その後《ご》，房室結節《ぼうしつけっせつ》を経由《けいゆ》して，左心室《さしんしつ》と右心室《うしんしつ》を収縮《しゅうしゅく》させます。血液《けつえき》は，心房《しんぼう》から心室《しんしつ》へ移動《いどう》し，心室《しんしつ》から吐《は》き出《だ》されます。

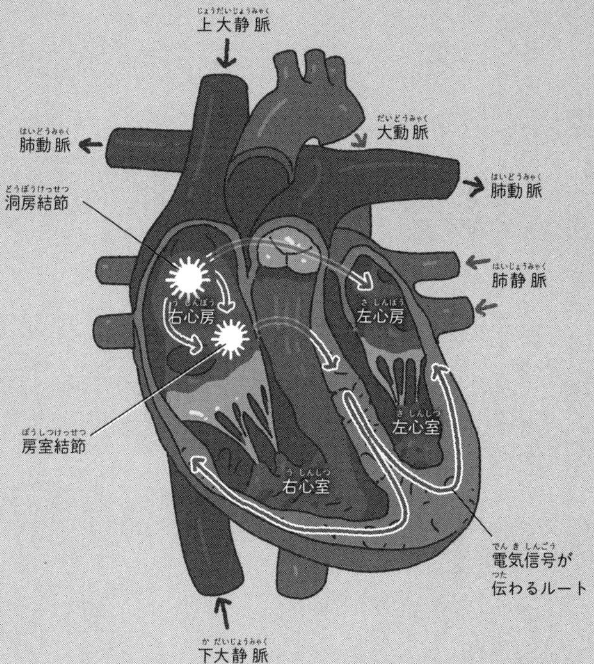

正常時《せいじょうじ》の心電図《しんでんず》
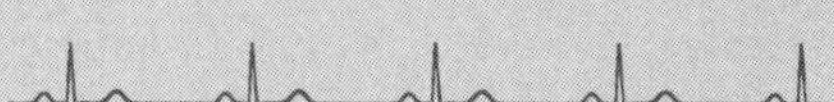

— 心室細動《しんしつさいどう》 —

電気信号《でんきしんごう》の混乱《こんらん》で，心室《しんしつ》がけいれん

無秩序《むちつじょ》な電気信号《でんきしんごう》が発《はっ》せられる

何《なん》らかの原因《げんいん》によって，心臓《しんぞう》の拍動《はくどう》の速度《そくど》が変《か》わったり，収縮《しゅうしゅく》と弛緩《しかん》が不規則《ふきそく》になったりした状態《じょうたい》を，「不整脈《ふせいみゃく》」といいます。なかでも，とくに危険《きけん》な不整脈《ふせいみゃく》が，「心室細動《しんしつさいどう》」です。

心室細動《しんしつさいどう》は，電気信号《でんきしんごう》の伝達《でんたつ》に混乱《こんらん》が生《しょう》じ，電気信号《でんきしんごう》が心室《しんしつ》のさまざまな場所《ばしょ》で無秩序《むちつじょ》に発《はっ》せられることでおきます。心室細動《しんしつさいどう》をおこした心臓《しんぞう》は，心室《しんしつ》が小《こ》きざみにふるえ，収縮《しゅうしゅく》と弛緩《しかん》が不規則《ふきそく》になり，ポンプとしての機能《きのう》を失《うしな》ってしまいます。

⚠ 心室細動《しんしつさいどう》をおこした心臓《しんぞう》

心室細動《しんしつさいどう》をおこした心臓《しんぞう》をえがきました。心室《しんしつ》のさまざまな場《ば》所《しょ》で電気信号《でんきしんごう》が無秩序《むちつじょ》に発《はっ》せられています。心室細動《しんしつさいどう》の発生《はっせい》から数分以内《すうふんいない》であれば，電気《でんき》ショックによって電気信号《でんきしんごう》の足並《あしな》みをそろえ，正常《せいじょう》な状態《じょうたい》へ回復《かいふく》させることができます。

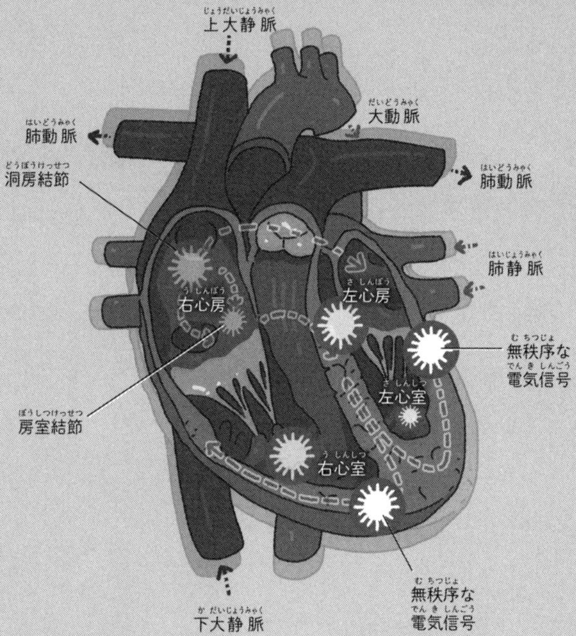

心室細動時《しんしつさいどうじ》の心電図《しんでんず》 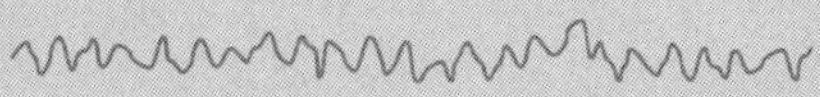

AED《エーイーディー》は，心臓《しんぞう》に電気《でんき》ショックをあたえる

心室細動《しんしつさいどう》がおきると，全身《ぜんしん》に血液《けつえき》が届《とど》けられなくなり，意識《いしき》が失《うしな》われ，非常《ひじょう》に危険《きけん》な状態《じょうたい》になります。1分《ぶん》経過《けいか》するごとに生存確率《せいぞんかくりつ》が約《やく》10%ずつ減《へ》っていき，10分《ぶん》程度《ていど》経過《けいか》すると死《し》に至《いた》ります。

心室細動《しんしつさいどう》をおこした人《ひと》を救《すく》うための装置《そうち》が，大《おお》きな建物《たてもの》などに設置《せっち》されている「AED《エーイーディー》（自動体《じどうたい》外式除細動器《がいしきじょさいどうき》）」です。AED《エーイーディー》は心臓《しんぞう》の状態《じょうたい》を自《じ》動判定《どうはんてい》し，必要性《ひつようせい》に応《おう》じて心臓《しんぞう》に電気《でんき》ショックをあたえ，心臓《しんぞう》に正常《せいじょう》な拍動《はくどう》を取《と》りもどします。意識《いしき》を失《うしな》っている人《ひと》がいたら，ためらうことなくAED《エーイーディー》を使用《しよう》してください。

― 高血圧《こうけつあつ》 ―

高血圧症《こうけつあつしょう》は，サイレント・キラー

血管《けっかん》が破裂《はれつ》したり，心不全《しんふぜん》をおこしたりする

　血圧《けつあつ》は，日《ひ》ごろから必《かなら》ず把握《はあく》しておきたい，重要《じゅうよう》な健康《けんこう》の指標《しひょう》です。上《うえ》の血圧《けつあつ》が140以上《いじょう》，または下《した》の血圧《けつあつ》が90以上《いじょう》で，「高血圧症《こうけつあつしょう》」と診断《しんだん》されます※。

　高血圧症《こうけつあつしょう》は，生活習慣病《せいかつしゅうかんびょう》の一《ひと》つです。治療《ちりょう》せずに放《ほお》っておくと，血管《けっかん》が破裂《はれつ》したり，心不全《しんふぜん》をおこしたりする危険性《きけんせい》が高《たか》まります。自覚症状《じかくしょうじょう》がないまま進行《しんこう》するので，「サイレント・キラー（静《しず》かなる殺《ころ》し屋《や》）」ともよばれます。

※：血圧《けつあつ》は，上《うえ》の血圧《けつあつ》と下《した》の血圧《けつあつ》の，二《ふた》つの数値《すうち》であらわします。上《うえ》の血圧《けつあつ》は，心臓《しんぞう》の筋肉《きんにく》が収縮《しゅうしゅく》して血液《けつえき》を押《お》し出《だ》したときの，「最高血圧《さいこうけつあつ》（収縮《しゅうしゅく》期《き》血《けつ》圧《あつ》）」です。下《した》の血圧《けつあつ》は，心臓《しんぞう》の筋肉《きんにく》がゆるんだときの，「最低血圧《さいていけつあつ》（拡張《かくちょう》期《き》血圧《けつあつ》）」です。

塩分摂取量《えんぶんせっしゅりょう》は，1日《にち》6グラム未満《みまん》に

高血圧症《こうけつあつしょう》の原因《げんいん》の一《ひと》つは，塩分《えんぶん》（塩化《えんか》ナトリウム）の取《と》り過《す》ぎです。血液中《けつえきちゅう》のナトリウムがふえ，それを薄《うす》めるために血管内《けっかんない》の水分《すいぶん》がふえるため，血圧《けつあつ》が上《あ》がるのです。日常的《にちじょうてき》に多《おお》くの塩分《えんぶん》をとっていると，血圧《けつあつ》がつねに高《たか》いままになってしまいます。

日本人《にほんじん》の塩分摂取量《えんぶんせっしゅりょう》は，平均《へいきん》で1日《にち》約《やく》10グラムです。日本《にほん》高血圧《こうけつあつ》学会《がっかい》減塩《げんえん》委員会《いいんかい》は，高血圧《こうけつあつ》症《しょう》予防《よぼう》のために，1日《にち》6グラム未満《みまん》をすすめています。

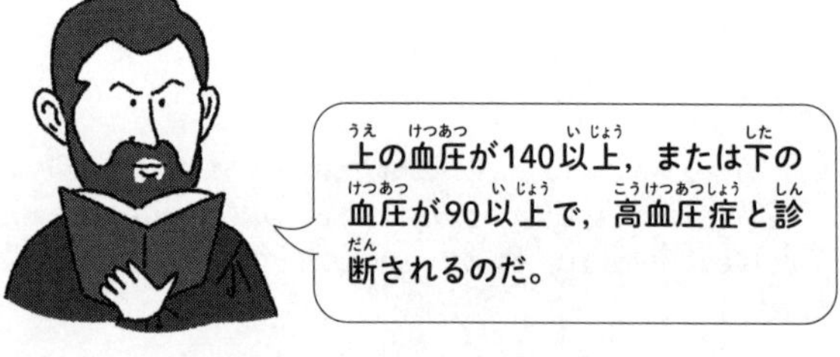
上《うえ》の血圧《けつあつ》が140以上《いじょう》，または下《した》の血圧《けつあつ》が90以上《いじょう》で，高血圧症《こうけつあつしょう》と診断《しんだん》されるのだ。

⚠ 血圧《けつあつ》の値《あたい》と危険度《きけんど》

血圧《けつあつ》の値《あたい》と危険度《きけんど》を，表《ひょう》にまとめました。この表《ひょう》は，絶対的《ぜったいてき》な基準《きじゅん》ではなく，大《おお》まかな目安《めやす》です。

<table>
<tr><th>危険度《きけんど》</th><th>血圧《けつあつ》（mmHg）</th><th>分類《ぶんるい》</th></tr>
<tr><td rowspan="3">診察《しんさつ》と治療《ちりょう》が必要《ひつよう》な状態《じょうたい》</td><td>上《うえ》の血圧《けつあつ》180以上《いじょう》
または
下《した》の血圧《けつあつ》110以上《いじょう》</td><td>重症高血圧《じゅうしょうこうけつあつ》（III度高血圧《どこうけつあつ》）</td></tr>
<tr><td>上《うえ》の血圧《けつあつ》160～179
または
下《した》の血圧《けつあつ》100～109</td><td>中等症高血圧《ちゅうとうしょうこうけつあつ》（II度高血圧《どこうけつあつ》）</td></tr>
<tr><td>上《うえ》の血圧《けつあつ》140以上《いじょう》
かつ
下《した》の血圧《けつあつ》90未満《みまん》</td><td>収縮期高血圧《しゅうしゅくきこうけつあつ》</td></tr>
<tr><td rowspan="2">生活環境《せいかつかんきょう》の改善《かいぜん》が必要《ひつよう》な状態《じょうたい》</td><td>上《うえ》の血圧《けつあつ》140～159
または
下《した》の血圧《けつあつ》90～99</td><td>軽症高血圧《けいしょうこうけつあつ》（I度高血圧《どこうけつあつ》）</td></tr>
<tr><td>上《うえ》の血圧《けつあつ》130～139
または
下《した》の血圧《けつあつ》85～89</td><td>正常高値血圧《せいじょうこうちけつあつ》</td></tr>
<tr><td rowspan="2">正常値《せいじょうち》の範囲《はんい》</td><td>上《うえ》の血圧《けつあつ》120～129
または
下《した》の血圧《けつあつ》80～84</td><td>正常血圧《せいじょうけつあつ》</td></tr>
<tr><td>上《うえ》の血圧《けつあつ》120未満《みまん》
かつ
下《した》の血圧《けつあつ》80未満《みまん》</td><td>至適血圧《してきけつあつ》
心血管病《しんけっかんびょう》の累積死亡率《るいせきしぼうりつ》が最《もっと》も低《ひく》く，最《もっと》も望《のぞ》ましい血圧《けつあつ》です。</td></tr>
</table>

（出典《しゅってん》：『高血圧治療《こうけつあつちりょう》ガイドライン』，編《へん》/日本高血圧学会《にほんこうけつあつがっかい》）
（出典《しゅってん》：Newton別冊《べっさつ》『からだの検査数値《けんさすうち》 新装版《しんそうばん》』）

歴史的大《れきしてきだい》プロジェクト

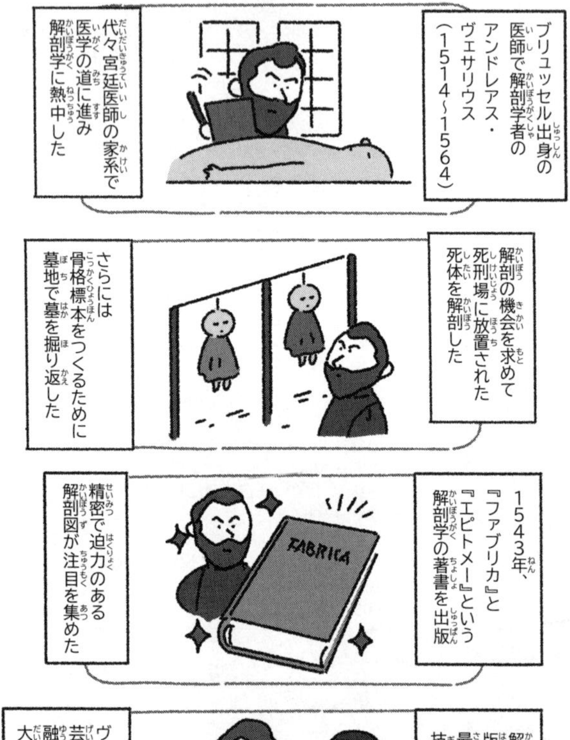
ブリュッセル出身《しゅっしん》の医師《いし》で解剖学者《かいぼうがくしゃ》のアンドレアス・ヴェサリウス（1514～1564）
代々宮廷医師《だいだいきゅうていいし》の家系《かけい》で医学《いがく》の道《みち》に進《すす》み解剖学《かいぼうがく》に熱中《ねっちゅう》した
解剖《かいぼう》の機会《きかい》を求《もと》めて死刑場《しけいじょう》に放置《ほうち》された死体《したい》を解剖《かいぼう》した
さらには骨格標本《こっかくひょうほん》をつくるために墓地《ぼち》で墓《はか》を掘《ほ》り返《かえ》した
1543年《ねん》、『ファブリカ』と『エピトメー』という解剖学《かいぼうがく》の著書《ちょしょ》を出版《しゅっぱん》
FABRICA
精密《せいみつ》で迫力《はくりょく》のある解剖図《かいぼうず》が注目《ちゅうもく》を集《あつ》めた
解剖図《かいぼうず》はプロの版画家《はんがか》がえがき最新《さいしん》の活版印刷《かっぱんいんさつ》の技術《ぎじゅつ》が活用《かつよう》された
ヴェサリウスの学術《がくじゅつ》に芸術《げいじゅつ》と印刷技術《いんさつぎじゅつ》を融合《ゆうごう》した大《だい》プロジェクトだった

医学《いがく》のあり方《かた》を改革《かいかく》

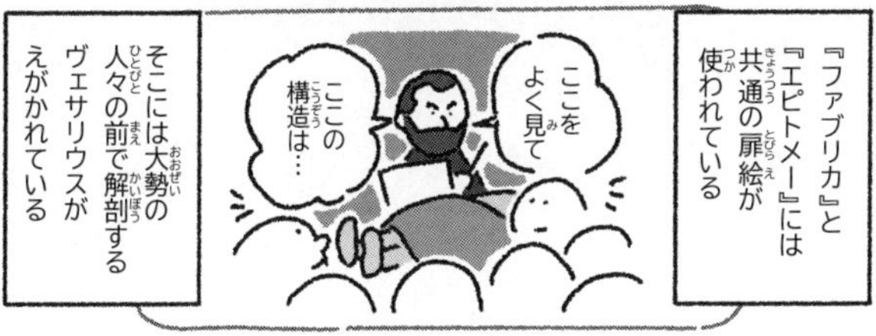
『ファブリカ』と『エピトメー』には共通《きょうつう》の扉絵《とびらえ》が使《つか》われている
ここをよく見《み》て
ここの構造《こうぞう》は…
そこには大勢《おおぜい》の人々《ひとびと》の前《まえ》で解剖《かいぼう》するヴェサリウスがえがかれている

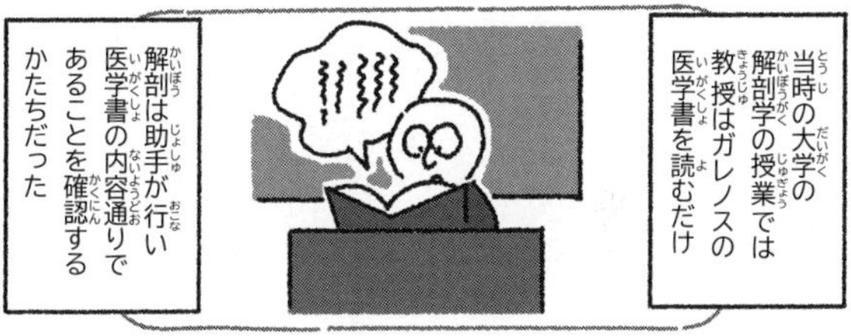
当時《とうじ》の大学《だいがく》の解剖学《かいぼうがく》の授業《じゅぎょう》では教授《きょうじゅ》はガレノスの医学書《いがくしょ》を読《よ》むだけ
解剖《かいぼう》は助手《じょしゅ》が行《おこな》い医学書《いがくしょ》の内容通《ないようどお》りであることを確認《かくにん》するかたちだった

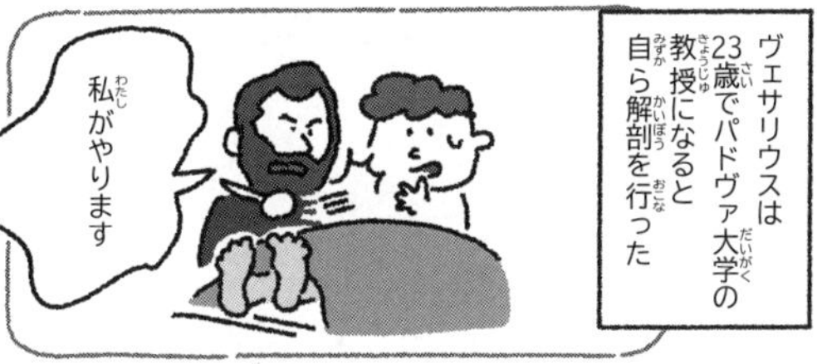
ヴェサリウスは23歳《さい》でパドヴァ大学《だいがく》の教授《きょうじゅ》になると自《みずか》ら解剖《かいぼう》を行《おこな》った
私《わたし》がやります

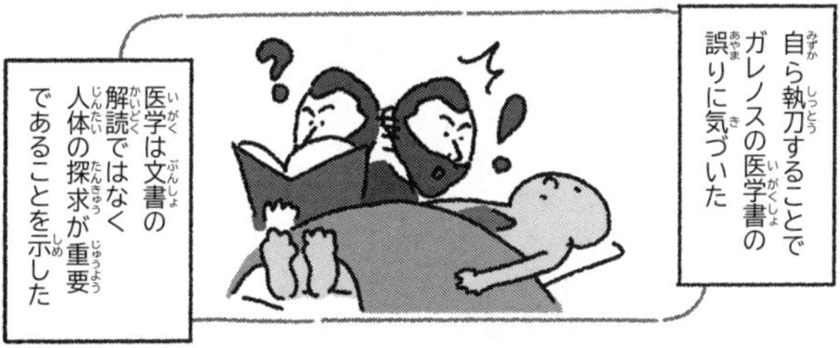
自《みずか》ら執刀《しっとう》することでガレノスの医学書《いがくしょ》の誤《あやま》りに気《き》づいた
医学《いがく》は文書《ぶんしょ》の解読《かいどく》ではなく人体《じんたい》の探求《たんきゅう》が重要《じゅうよう》であることを示《しめ》した

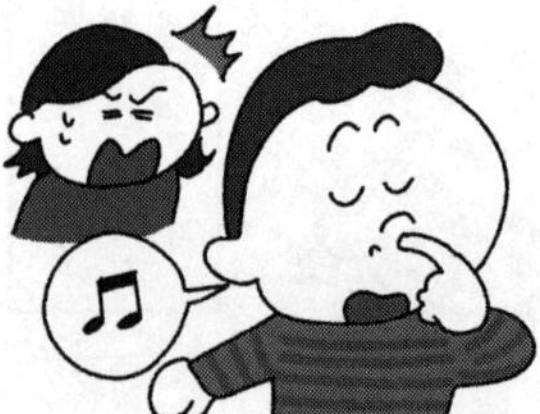

第《だい》3章《しょう》

目《め》と耳《みみ》の取扱《とりあつかい》説明書《せつめいしょ》

人間《にんげん》の目《め》と耳《みみ》は，家電製品《かでんせいひん》でいえば，小型《こがた》カメラやマイクなどの検出装置《けんしゅつそうち》といえるでしょう。第《だい》3章《しょう》では，目《め》と耳《みみ》の取《と》り扱《あつか》い方《かた》をみていきましょう。

— 目《め》 —

1 目《め》には，2枚《まい》のレンズと，光《ひかり》のセンサーがある

光《ひかり》は，「網膜《もうまく》」の位置《いち》で焦点《しょうてん》を結《むす》ぶ

目《め》は，周囲《しゅうい》の光《ひかり》を受《う》け取《と》って，外《そと》の情報《じょうほう》を映《えい》像《ぞう》として得《え》るための装置《そうち》（器官《きかん》）です。二《ふた》つの眼《がん》球《きゅう》が，脂肪《しぼう》のクッションにくるまれて，「眼窩《がんか》」とよばれる頭蓋骨《とうがいこつ》のくぼみにおさまっています。

目《め》には，「角膜《かくまく》」と「水晶体《すいしょうたい》」という2枚《まい》のレンズがあります。目《め》に入《はい》った光《ひかり》は，それらのレンズで進路《しんろ》を曲《ま》げられて，水晶体《すいしょうたい》から約《やく》17ミリメートルはなれた場所《ばしょ》にある「網膜《もうまく》」の位置《いち》で焦点《しょうてん》を結《むす》ぶようになっています。

1 目《め》の構造《こうぞう》

目《め》の基本的《きほんてき》な構造《こうぞう》をえがきました。角膜《かくまく》が第一《だいいち》のレンズ，水晶《すいしょう》体《たい》が第二《だいに》のレンズで，網膜《もうまく》に光《ひかり》のセンサーである視細胞《しさいぼう》があります。

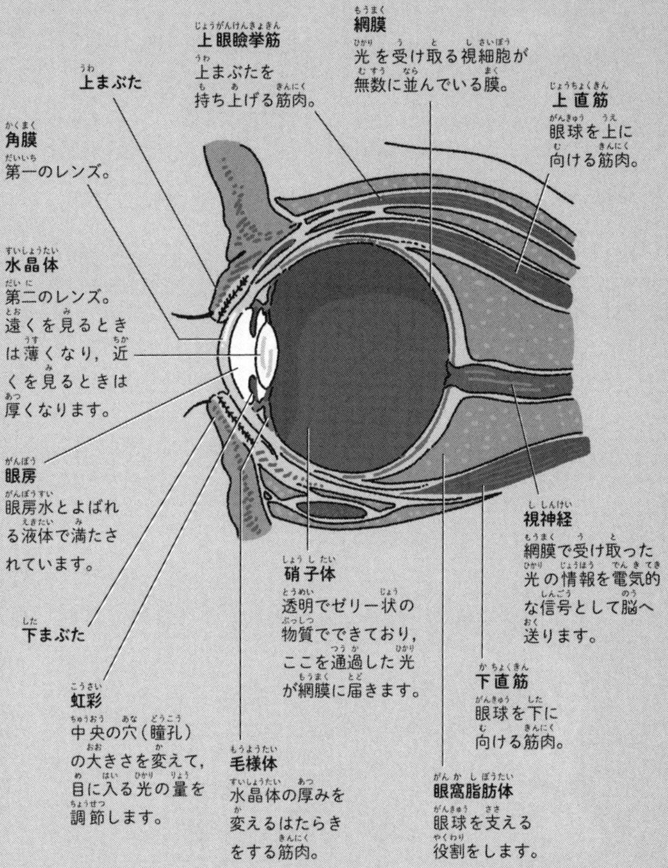
上眼瞼挙筋《じょうがんけんきょきん》
上《うわ》まぶたを持《も》ち上《あ》げる筋肉《きんにく》。
網膜《もうまく》
光《ひかり》を受《う》け取《と》る視細胞《しさいぼう》が無数《むすう》に並《なら》んでいる膜《まく》。
上《うわ》まぶた
上直筋《じょうちょくきん》
眼球《がんきゅう》を上《うえ》に向《む》ける筋肉《きんにく》。
角膜《かくまく》
第一《だいいち》のレンズ。
水晶体《すいしょうたい》
第二《だいに》のレンズ。遠《とお》くを見《み》るときは薄《うす》くなり，近《ちか》くを見《み》るときは厚《あつ》くなります。
眼房《がんぼう》
眼房水《がんぼうすい》とよばれる液体《えきたい》で満《み》たされています。
視神経《ししんけい》
網膜《もうまく》で受《う》け取《と》った光《ひかり》の情報《じょうほう》を電気的《でんきてき》な信号《しんごう》として脳《のう》へ送《おく》ります。
硝子体《しょうしたい》
透明《とうめい》でゼリー状《じょう》の物質《ぶっしつ》でできており，ここを通過《つうか》した光《ひかり》が網膜《もうまく》に届《とど》きます。
下《した》まぶた
下直筋《かちょくきん》
眼球《がんきゅう》を下《した》に向《む》ける筋肉《きんにく》。
虹彩《こうさい》
中央《ちゅうおう》の穴《あな》（瞳孔《どうこう》）の大《おお》きさを変《か》えて，目《め》に入《はい》る光《ひかり》の量《りょう》を調節《ちょうせつ》します。
毛様体《もうようたい》
水晶体《すいしょうたい》の厚《あつ》みを変《か》えるはたらきをする筋肉《きんにく》。
眼窩脂肪体《がんかしぼうたい》
眼球《がんきゅう》を支《ささ》える役割《やくわり》をします。

光《ひかり》の情報《じょうほう》は，電気的《でんきてき》な信号《しんごう》として脳《のう》に送《おく》られる

網膜《もうまく》には，光《ひかり》を受《う》け取《と》るセンサーの役割《やくわり》をする「視細胞《しさいぼう》」が，およそ1億個《おくこ》も並《なら》んでいます。

網膜《もうまく》で受《う》け取《と》った光《ひかり》の情報《じょうほう》は，電気的《でんきてき》な信号《しんごう》として視神経《ししんけい》を通《とお》って脳《のう》に送《おく》られます。そして，脳《のう》でその信号《しんごう》を処理《しょり》することによって，私《わたし》たちは周囲《しゅうい》のようすを映像《えいぞう》としてとらえることができるのです。

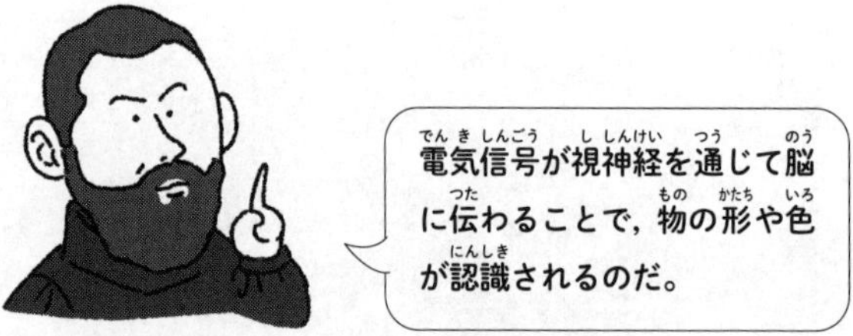
電気信号《でんきしんごう》が視神経《ししんけい》を通《つう》じて脳《のう》に伝《つた》わることで，物《もの》の形《かたち》や色《いろ》が認識《にんしき》されるのだ。

— 目《め》 —

2 目《め》のまわりの筋肉《きんにく》が，視界《しかい》のブレを瞬時《しゅんじ》に防止《ぼうし》

眼球《がんきゅう》を動《うご》かす筋肉《きんにく》が，左右《さゆう》に六《むっ》つずつある

両目《りょうめ》の視野《しや》（正面《しょうめん》の1点《てん》に視線《しせん》を向《む》けたときに見《み》えている範囲《はんい》）は，上下《じょうげ》にそれぞれ60°～70°，左右《さゆう》にそれぞれ約《やく》100°ほどです。視線《しせん》の中央《ちゅうおう》から50°～60°の範囲《はんい》は，両目《りょうめ》の視野《しや》が重《かさ》なるため，この範囲《はんい》にある物体《ぶったい》を立体的《りったいてき》にとらえることができます。

目《め》には，優秀《ゆうしゅう》な手《て》ぶれ防止機能《ぼうしきのう》がそなわっています。左右《さゆう》の眼球《がんきゅう》には，眼球《がんきゅう》を動《うご》かす筋肉《きんにく》がそれぞれ六《むっ》つもついています。頭《あたま》の傾《かたむ》きや動《うご》きを耳《みみ》で感知《かんち》して，その動《うご》きを打《う》ち消《け》す方向《ほうこう》へ眼《がん》球《きゅう》を瞬時《しゅんじ》に動《うご》かし，視線《しせん》を一定《いってい》に保《たも》つのです。

満月《まんげつ》の夜《よる》の明《あか》るさが，センサーの境目《さかいめ》

網膜《もうまく》にある視細胞《しさいぼう》には，「錐体《すいたい》」と「桿体《かんたい》」の2種類《しゅるい》があります。錐体《すいたい》にはさらに，赤《あか》，緑《みどり》，青《あお》の光《ひかり》をそれぞれ吸収《きゅうしゅう》しやすい3種類《しゅるい》があります。

満月《まんげつ》の夜《よる》の明《あか》るさよりも明《あか》るいところでは主《おも》に錐体《すいたい》がはたらき，それよりも暗《くら》いところでは主《おも》に桿体《かんたい》がはたらきます。桿体《かんたい》は高感度《こうかんど》ではあるものの，色《いろ》を区別《くべつ》できません。錐体《すいたい》と桿体《かんたい》の2種類《しゅるい》のセンサーによって，晴天《せいてん》の太陽《たいよう》の下《もと》から星空《ほしぞら》の下《した》まで，明《あか》るさが100万倍以上《まんばいいじょう》ちがう環境《かんきょう》でも，物《もの》を見《み》ることができるのです。

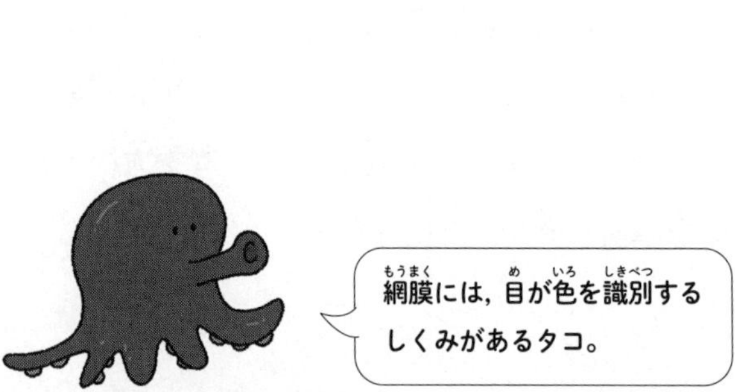
網膜《もうまく》には，目《め》が色《いろ》を識別《しきべつ》する
しくみがあるタコ。

2 真正面《ましょうめん》を向《む》いたときの視野《しや》

真正面《ましょうめん》を向《む》いたときの視野《しや》をえがきました。Aは右目《みぎめ》の視野《しや》，Bは両目《りょうめ》の水平方向《すいへいほうこう》の視野《しや》です。

A. 右目《みぎめ》の視野《しや》

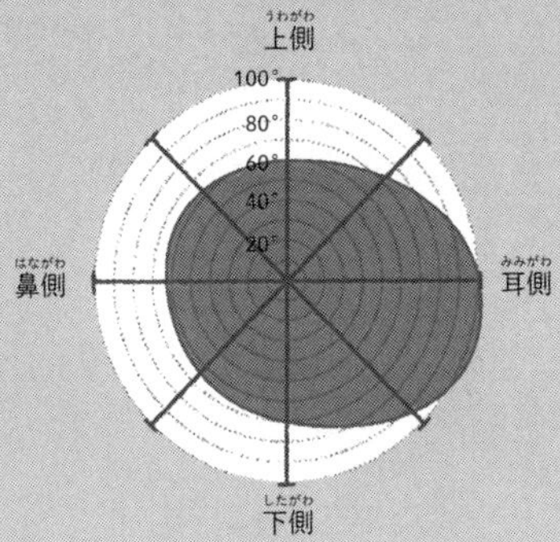

B. 両目《りょうめ》の水平方向《すいへいほうこう》の視野《しや》

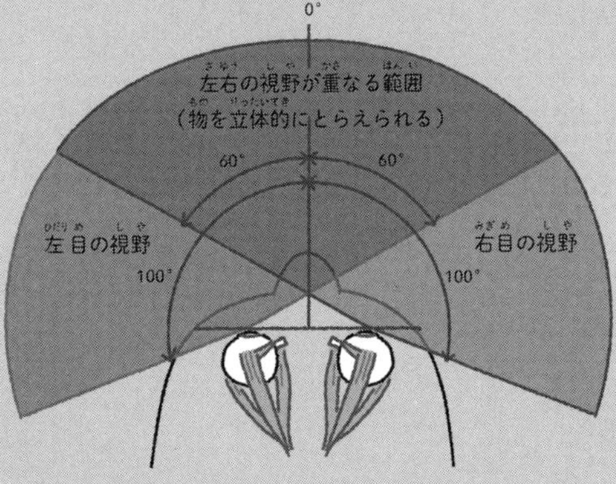

— スマホ老眼《ろうがん》 —

またスマホ！　焦点《しょうてん》が合《あ》いにくくなる

水晶体《すいしょうたい》の厚《あつ》みを，瞬時《しゅんじ》に調節《ちょうせつ》する

人《ひと》の目《め》には，高性能《こうせいのう》なオートフォーカス機能《きのう》（自動焦点調節《じどうしょうてんちょうせつ》機能《きのう》）がそなわっています。視点《してん》を変《か》えたときに，水晶体《すいしょうたい》の厚《あつ》みを瞬時《しゅんじ》に調節《ちょうせつ》して焦点《しょうてん》を合《あ》わせ，鮮明《せんめい》な画像《がぞう》を得《え》ることができるようになっています。

この機能《きのう》を実現《じつげん》するのは，水晶体《すいしょうたい》のまわりに配置《はいち》されている「毛様体《もうようたい》」という筋肉《きんにく》です。近《ちか》くを見《み》つづけていると，毛様体《もうようたい》が疲労《ひろう》して，水晶体《すいしょうたい》の厚《あつ》みをうまく調節《ちょうせつ》できなくなります。

ときどき，毛様体《もうようたい》をゆるめよう

　スマホの画面《がめん》を長時間《ちょうじかん》見《み》つづけることで，焦《しょう》点《てん》を合《あ》わせにくくなる，「スマホ老眼《ろうがん》（調節緊張《ちょうせつきんちょう》症《しょう》）」になる人《ひと》がふえています。さらに目《め》を酷使《こくし》すると，スマホ老眼《ろうがん》が「眼精疲労《がんせいひろう》」の状態《じょうたい》に進《すす》んでしまうこともあります。眼精疲労《がんせいひろう》になると，頭《ず》痛《つう》や肩《かた》こり，吐気《はきけ》などの問題《もんだい》が全身《ぜんしん》に発生《はっせい》し，睡《すい》眠《みん》を取《と》るなどしても十分《じゅうぶん》に回復《かいふく》しません。

　スマホを使《つか》う際《さい》には，ときどき目《め》をつぶったり，遠《とお》くを見《み》たりすることで，毛様体《もうようたい》をゆるめましょう。目《め》を画面《がめん》から40センチメートル以上《いじょう》はなし，画面《がめん》を10分《ぷん》以上《いじょう》見《み》つづけることはさけましょう。

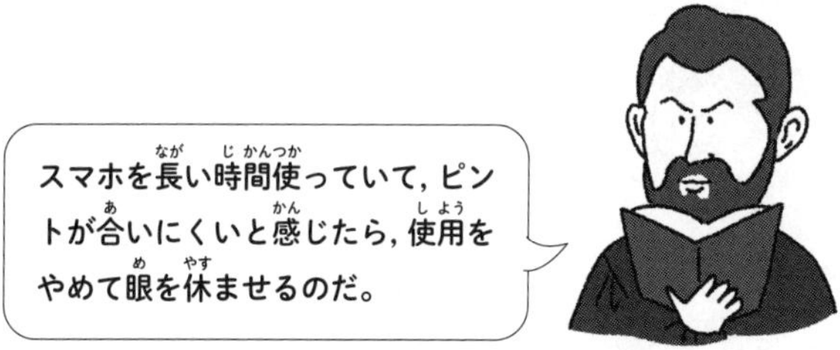
スマホを長《なが》い時間《じかん》使《つか》っていて，ピントが合《あ》いにくいと感《かん》じたら，使用《しよう》をやめて眼《め》を休《やす》ませるのだ。

⚠ 毛様体《もうようたい》のはたらき

遠《とお》くを見《み》るとき（A）と，近《ちか》くを見《み》るとき（B）の，毛様体《もうようたい》のはたらきをえがきました。近《ちか》くを見《み》るときは，毛様体《もうようたい》が内側《うちがわ》に収縮《しゅうしゅく》して，チン小帯《しょうたい》がゆるみます。

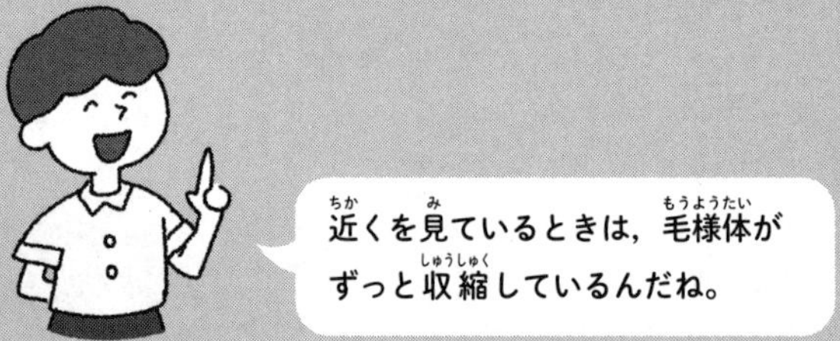
近《ちか》くを見《み》ているときは，毛様体《もうようたい》がずっと収縮《しゅうしゅく》しているんだね。

A. 遠《とお》くを見《み》るとき

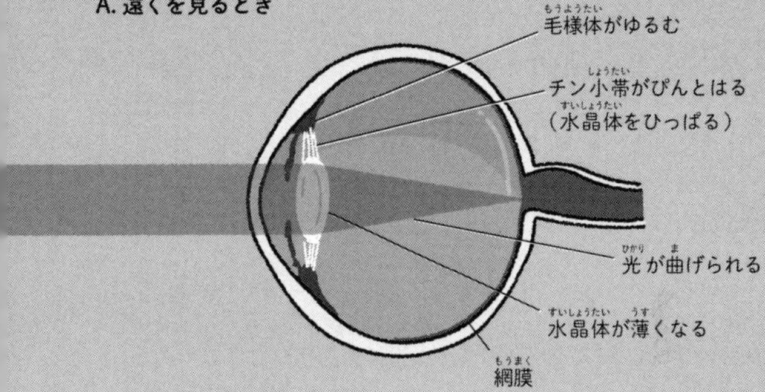

B. 近《ちか》くを見《み》るとき

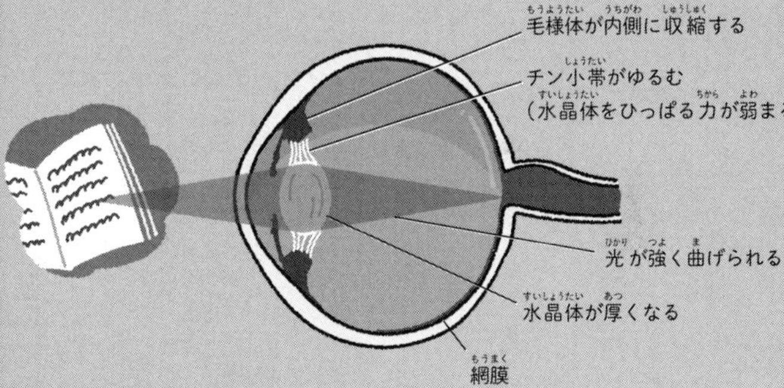

涙《なみだ》不足《ぶそく》や涙《なみだ》の蒸発《じょうはつ》が，目《め》を傷《きず》つける

不快感《ふかいかん》や痛《いた》みが生《しょう》じ，角膜《かくまく》が傷《きず》つきやすくなる

疲《つか》れ目《め》には，「ドライアイ」が関係《かんけい》している場《ば》合《あい》もあります。ドライアイとは，目《め》の表面《ひょうめん》をおおう涙《なみだ》が，薄《うす》くなったり部分的《ぶぶんてき》になくなったりした状態《じょうたい》のことです。ドライアイになると，目《め》に不快感《ふかいかん》や痛《いた》みなどが生《しょう》じ，角膜《かくまく》が傷《きず》つきやすくなります。

ドライアイは，大《おお》きく分類《ぶんるい》すると，涙《なみだ》の分泌《ぶんぴつ》量《りょう》が低下《ていか》しておきるものと，涙《なみだ》の蒸発速度《じょうはつそくど》が上《じょう》昇《しょう》しておきるものの二《ふた》つがあります。

まばたきの回数《かいすう》が減《へ》り，蒸発速度《じょうはつそくど》が上昇《じょうしょう》

目《め》の表面《ひょうめん》をおおう涙《なみだ》は，実《じつ》は三《みっ》つの層《そう》でできています。角膜《かくまく》の上《うえ》にある「ムチン層《そう》」，その上《うえ》の「水層《すいそう》」，そしていちばん外側《そとがわ》の「油層《ゆそう》」です。ムチン層《そう》は，糖《とう》とタンパク質《しつ》が結合《けつごう》した「ムチン」を主成分《しゅせいぶん》とする粘液《ねんえき》の層《そう》で，水層《すいそう》を目《め》の表面《ひょうめん》になじませるはたらきがあります。一方《いっぽう》，油層《ゆそう》は，水層《すいそう》が蒸発《じょうはつ》するのをふせぐはたらきがあります。

スマホやパソコンの画面《がめん》を長時間《ちょうじかん》見《み》ていると，まばたきの回数《かいすう》が減《へ》り，涙《なみだ》の蒸発速度《じょうはつそくど》が上昇《じょうしょう》して，ドライアイになる危険性《きけんせい》があります。適度《てきど》に目《め》を休《やす》めて，ドライアイを防《ふせ》ぐことが重要《じゅうよう》です。

⚠ 目《め》の表面《ひょうめん》

通常《つうじょう》の目《め》の表面《ひょうめん》（A）と，ドライアイのときの目《め》の表面《ひょうめん》（B）をえがきました。

A. 通常《つうじょう》の目《め》の表面《ひょうめん》

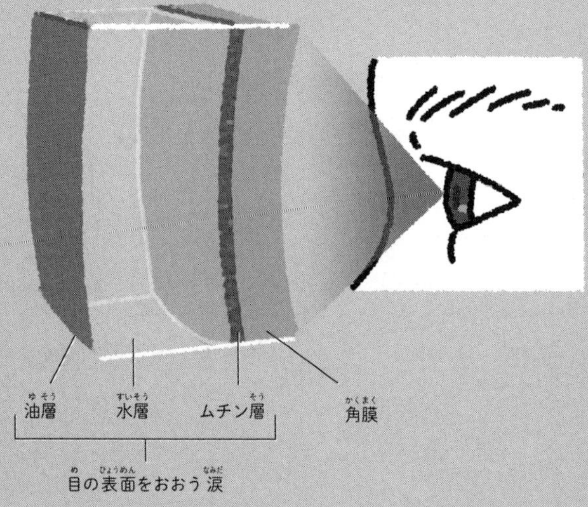

B. ドライアイのときの目《め》の表面《ひょうめん》

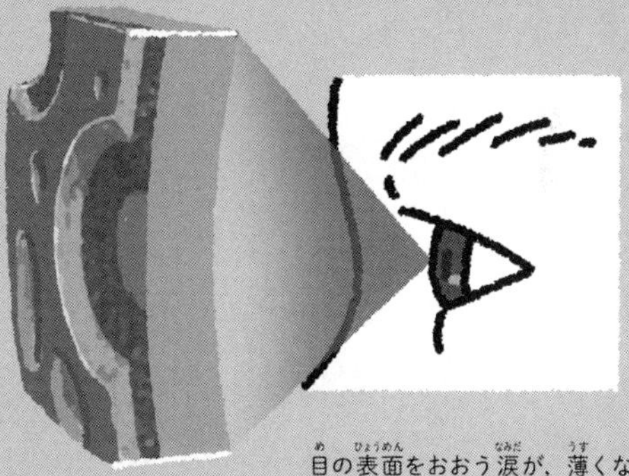

目《め》の表面《ひょうめん》をおおう涙《なみだ》が，薄《うす》くなったり
部分的《ぶぶんてき》になくなったりします。

アイシャドウは魔《ま》よけ説《せつ》

上《うわ》まぶたや目尻《めじり》など，目《め》のまわりの皮膚《ひふ》に塗《ぬ》る化《け》粧品《しょうひん》に，「アイシャドウ」があります。アイシャドウを塗《ぬ》ると，目《め》のまわりに陰影《いんえい》があるようにみえ，顔《かお》をより立体的《りったいてき》にみせることができます。

アイシャドウの起源《きげん》は，古代《こだい》エジプトにまでさかのぼるといわれています。ところが当時《とうじ》のアイシャドウは，顔《かお》の見《み》た目《め》を変《か》えるためだけのものではなかったようです。古代《こだい》エジプトでは，身分《みぶん》の高《たか》い裕《ゆう》福《ふく》な人《ひと》たちが，虫《むし》よけや眼病《がんびょう》予防《よぼう》，太陽光《たいようこう》からの目《め》の保護《ほご》などの目的《もくてき》で，アイシャドウを塗《ぬ》っていたとみられています。

さらに当時《とうじ》のアイシャドウには，魔《ま》よけの意味《いみ》もあったといいます。古代《こだい》エジプトには，目《め》や口《くち》といった開口部《かいこうぶ》から，邪悪《じゃあく》な魔力《まりょく》や災《わざわ》いが入《はい》りやすいという考《かんが》え方《かた》がありました。古《こ》代《だい》エジプト人《じん》にとって，アイシャドウはただのおしゃれの道《どう》具《ぐ》ではなかったのです。

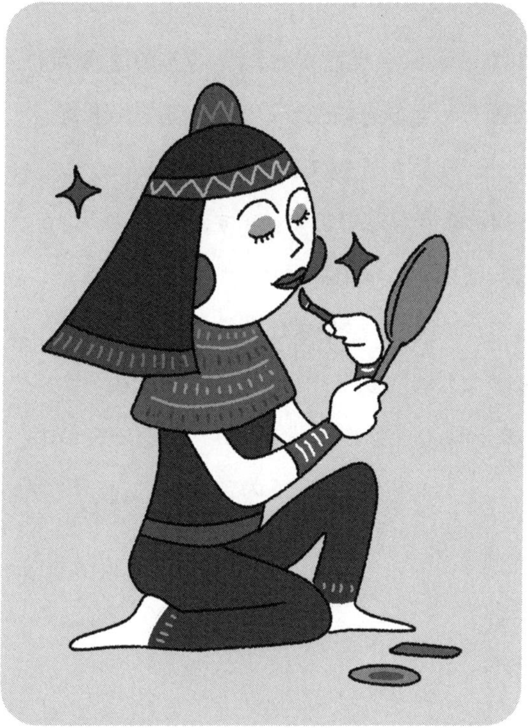

3 耳《みみ》には，音《おと》を中継《ちゅうけい》する かわいい骨《ほね》が三《みっ》つある

「ツチ骨《こつ》」「キヌタ骨《こつ》」「アブミ骨《こつ》」

耳《みみ》は，音《おと》を感《かん》じ取《と》る器官《きかん》であるのと同時《どうじ》に，頭《あたま》の傾《かたむ》きや動《うご》きを検知《けんち》する器官《きかん》でもあります。

耳《みみ》が，空気《くうき》の振動《しんどう》である音《おと》を感知《かんち》するしくみは，次《つぎ》のようなものです。まず，耳《みみ》に届《とど》いた音《おと》は集音装置《しゅうおんそうち》である「耳介《じかい》」で集《あつ》められ，「外耳道《がいじどう》」を通《とお》って「鼓膜《こまく》」を振動《しんどう》させます。その振動《しんどう》は，鼓膜《こまく》につながっている「ツチ骨《こつ》」に伝《つた》わり，さらに「キヌタ骨《こつ》」，「アブミ骨《こつ》」という全部《ぜんぶ》で三《みっ》つの小《ちい》さな耳小骨《じしょうこつ》を経由《けいゆ》して，「内耳《ないじ》」へと伝《つた》わります。

3 耳《みみ》の構造《こうぞう》

耳《みみ》の基本的《きほんてき》な構造《こうぞう》をえがきました。

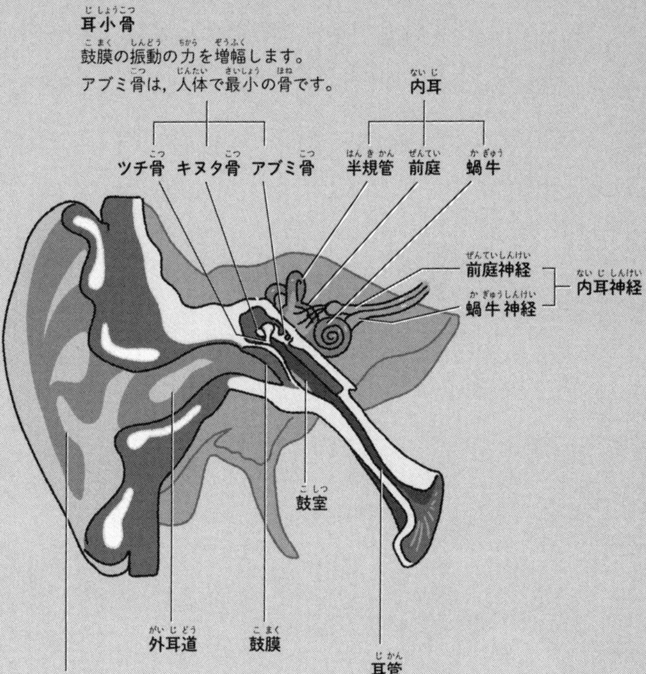

振動《しんどう》の力《ちから》は，20倍《ばい》以上《いじょう》に増幅《ぞうふく》される

耳小骨《じしょうこつ》の役割《やくわり》は，音《おと》の振動《しんどう》の力《ちから》を増幅《ぞうふく》させることです。ツチ骨《こつ》とキヌタ骨《こつ》のはたらきで，振動《しんどう》の力《ちから》は約《やく》1.3倍《ばい》に増幅《ぞうふく》されます。さらにアブミ骨《こつ》は，その力《ちから》を約《やく》17倍《ばい》に増幅《ぞうふく》させます。この二《ふた》つの効果《こうか》によって，振動《しんどう》の力《ちから》は20倍《ばい》以上《いじょう》に増幅《ぞうふく》されるのです。

音《おと》がどちらの方向《ほうこう》から届《とど》いたのかは，左右《さゆう》の耳《みみ》に届《とど》く音《おと》の時間《じかん》の差《さ》や強《つよ》さの差《さ》からわかります。

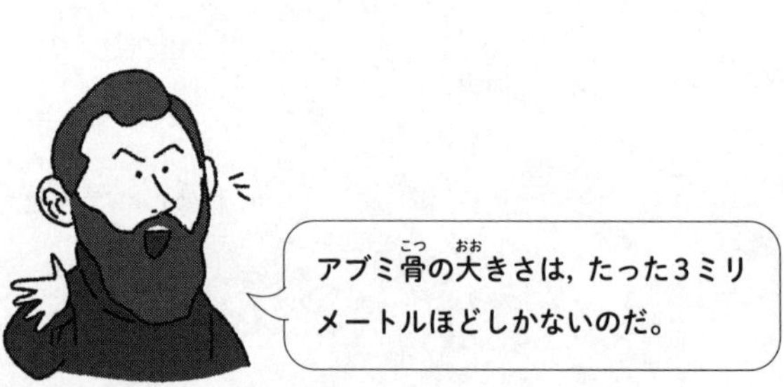
アブミ骨《こつ》の大《おお》きさは，たった3ミリメートルほどしかないのだ。

— 耳《みみ》 —

4 音《おと》も体《からだ》の傾《かたむ》きも，内耳《ないじ》の細胞《さいぼう》の毛《け》が感知《かんち》する

感覚毛《かんかくもう》をもつ「有毛細胞《ゆうもうさいぼう》」が並《なら》んでいる

内耳《ないじ》は，「骨迷路《こつめいろ》」とよばれる複雑《ふくざつ》な形《かたち》をした頭蓋骨《とうがいこつ》の空洞《くうどう》に，「膜迷路《まくめいろ》」とよばれるチューブ状《じょう》の器官《きかん》がおさまったものです。この膜迷路《まくめいろ》の中《なか》に，感覚毛《かんかくもう》をもつ「有毛細胞《ゆうもうさいぼう》」が並《なら》んでいます。音《おと》を感知《かんち》する有毛細胞《ゆうもうさいぼう》は，「蝸牛《かぎゅう》」の「蝸牛管《かぎゅうかん》」の中《なか》にあります。

内耳《ないじ》は，音《おと》を感知《かんち》するだけでなく，頭《あたま》の傾《かたむ》きや動《うご》きを感知《かんち》する機能《きのう》もそなえています。頭《あたま》の回転運動《かいてんうんどう》を感知《かんち》するのは，三《みっ》つの「半規管《はんきかん》」です。頭《あたま》の傾《かたむ》きを感知《かんち》するのは，「卵形嚢《らんけいのう》」と「球形嚢《きゅうけいのう》」とよばれる部分《ぶぶん》です。これらの中《なか》にも有毛細胞《ゆうもうさいぼう》があり，それらが頭《あたま》の回転運動《かいてんうんどう》や傾《かたむ》きを感知《かんち》するのです。

脳《のう》にあやまった信号《しんごう》が伝《つた》わってしまう

内耳《ないじ》に異常《いじょう》があると，めまいや難聴《なんちょう》になることがあります。

たとえば，短時間《たんじかん》のめまいの原因《げんいん》として多《おお》い，「良性発作性頭位《りょうせいほっさせいとうい》めまい症《しょう》」は，卵形嚢《らんけいのう》や球形嚢《きゅうけいのう》の中《なか》にある「耳石《じせき》（平衡砂《へいこうさ》）」がはがれて，半規管《はんきかん》内《ない》に入《はい》りこむことが原因《げんいん》だと考《かんが》えられています。耳石《じせき》が半規管内《はんきかんない》を満《み》たす「内《ない》リンパ液《えき》」という液《えき》体《たい》の流《なが》れを乱《みだ》し，脳《のう》にあやまった信号《しんごう》が伝《つた》わってしまうのです。

良性発作性頭位《りょうせいほっさせいとうい》めまい症《しょう》は，通常《つうじょう》1分未満《ぷんみまん》でおさまるそうだよ。でも，転《ころ》んだり，けがしたりすることもあるそうなので，要注意《ようちゅうい》だね。

4 内耳《ないじ》の構造《こうぞう》

内耳《ないじ》の構造《こうぞう》をえがきました。

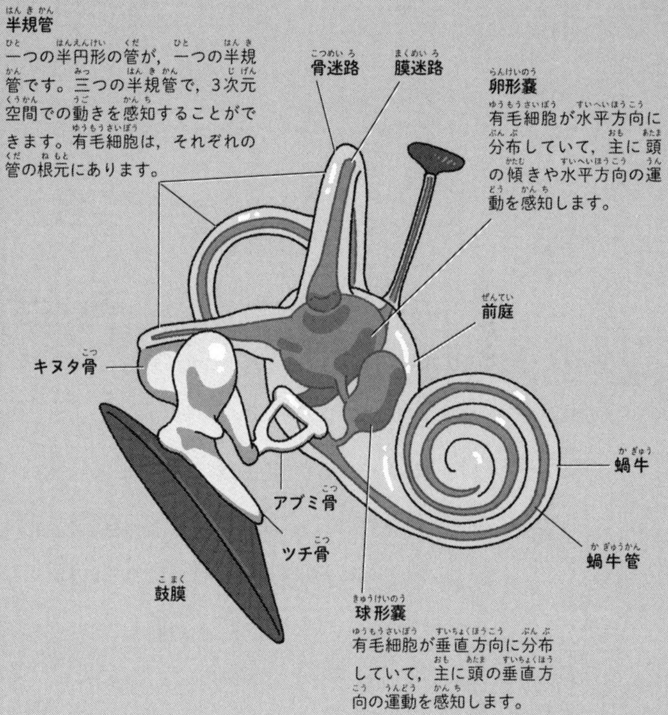
半規管《はんきかん》
一《ひと》つの半円形《はんえんけい》の管《くだ》が，一《ひと》つの半規《はんき》
管《かん》です。三《みっ》つの半規管《はんきかん》で，3次元《じげん》
空間《くうかん》での動《うご》きを感知《かんち》することがで
きます。有毛細胞《ゆうもうさいぼう》は，それぞれの
管《くだ》の根元《ねもと》にあります。
骨迷路《こつめいろ》
膜迷路《まくめいろ》
卵形嚢《らんけいのう》
有毛細胞《ゆうもうさいぼう》が水平方向《すいへいほうこう》に
分布《ぶんぷ》していて，主《おも》に頭《あたま》
の傾《かたむ》きや水平方向《すいへいほうこう》の運《うん》
動《どう》を感知《かんち》します。
前庭《ぜんてい》
キヌタ骨《こつ》
蝸牛《かぎゅう》
アブミ骨《こつ》
ツチ骨《こつ》
蝸牛管《かぎゅうかん》
鼓膜《こまく》
球形嚢《きゅうけいのう》
有毛細胞《ゆうもうさいぼう》が垂直方向《すいちょくほうこう》に分布《ぶんぷ》
していて，主《おも》に頭《あたま》の垂直方《すいちょくほう》
向《こう》の運動《うんどう》を感知《かんち》します。

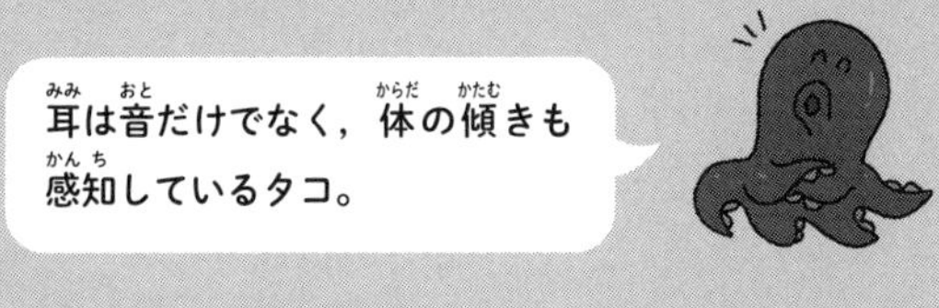
耳《みみ》は音《おと》だけでなく，体《からだ》の傾《かたむ》きも
感知《かんち》しているタコ。

— ヘッドホン難聴《なんちょう》 —

内耳《ないじ》の細胞《さいぼう》の毛《け》は，一度《いちど》折《お》れたら治《なお》らない

120デシベルで「難聴《なんちょう》」になる危険性《きけんせい》

人《ひと》が聞《き》くことのできる最《もっと》も小《ちい》さな音《おと》の大《おお》きさは，20マイクロパスカルとされています。20マイクロパスカルは，図書館《としょかん》の室内《しつない》の音《おと》の，100分《ぶん》の1程度《ていど》の大《おお》きさです。

一方《いっぽう》，人《ひと》は120デシベル（200万《まん》マイクロパスカル）をこえるような大《おお》きな音《おと》にさらされると，音《おと》が聞《き》こえづらい状態《じょうたい》である「難聴《なんちょう》」になる危険《きけん》性《せい》があるとされています。120デシベルは，ジェット機《き》のエンジンの音《おと》を，目《め》の前《まえ》で聞《き》くときの大《おお》きさに相当《そうとう》します。

⚠ 蝸牛管《かぎゅうかん》の内部《ないぶ》

蝸牛《かぎゅう》にある，蝸牛管《かぎゅうかん》の内部《ないぶ》をえがきました。蝸牛《かぎゅう》を伝《つた》わる音《おと》の振動《しんどう》は，蝸牛管《かぎゅうかん》の内部《ないぶ》にある有毛細胞《ゆうもうさいぼう》にとらえられます。

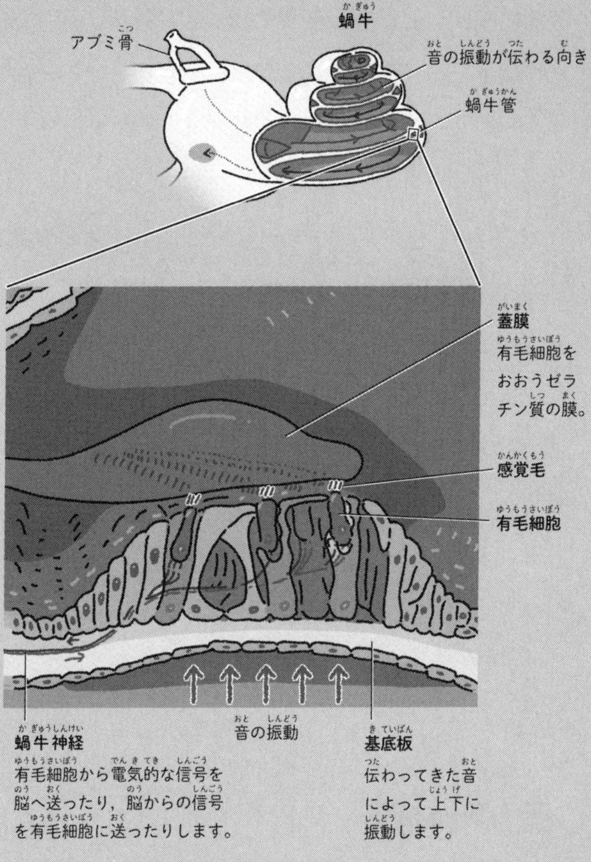
蝸牛《かぎゅう》
アブミ骨《こつ》
音《おと》の振動《しんどう》が伝《つた》わる向《む》き
蝸牛管《かぎゅうかん》
蓋膜《がいまく》
有毛細胞《ゆうもうさいぼう》をおおうゼラチン質《しつ》の膜《まく》。
感覚毛《かんかくもう》
有毛細胞《ゆうもうさいぼう》
蝸牛神経《かぎゅうしんけい》
有毛細胞《ゆうもうさいぼう》から電気的《でんきてき》な信号《しんごう》を脳《のう》へ送《おく》ったり，脳《のう》からの信号《しんごう》を有毛細胞《ゆうもうさいぼう》に送《おく》ったりします。
音《おと》の振動《しんどう》
基底板《きていばん》
伝《つた》わってきた音《おと》によって上下《じょうげ》に振動《しんどう》します。

大人《おとな》は，「80デシベルで週《しゅう》40時間以内《じかんいない》」が目安《めやす》

大《おお》きな音《おと》を聞《き》くとことで難聴《なんちょう》になってしまうのは，音《おと》を感知《かんち》する有毛細胞《ゆうもうさいぼう》の感覚毛《かんかくもう》が，折《お》れたり抜《ぬ》けたりしてしまうためです。感覚毛《かんかくもう》は，一度《いちど》こわれてしまうと，元《もと》にもどることはありません。

近年《きんねん》は，スマホにイヤホンやヘッドホンを接続《せつぞく》して，音楽《おんがく》を聞《き》く人《ひと》がふえました。大《おお》きすぎる音《おと》で音楽《おんがく》を聞《き》くと，「ヘッドホン難聴《なんちょう》」になる危険《きけん》性《せい》があります。世界保健機関《せかいほけんきかん》（ＷＨＯ《ダブルエイチオー》）は，安全《あんぜん》な音《おと》の目安《めやす》として，「80デシベル（子供《こども》では75デシベル）で週《しゅう》40時間以内《じかんいない》」を推奨《すいしょう》しています。

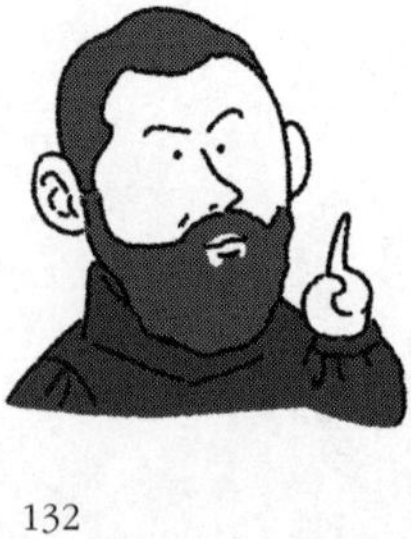
ほかにも，突然《とつぜん》，耳《みみ》が聞《き》こえなくなる「突発性難聴《とっぱつせいなんちょう》」もあるぞ。これは，ストレスが原因《げんいん》と考《かんが》えられているのだ。

memo

博士《はかせ》！教《おし》えて!!

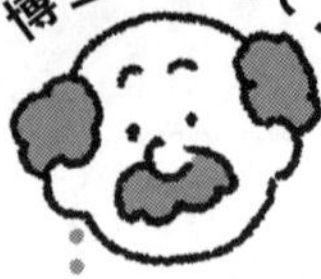

耳《みみ》くそって何《なに》？

博士《はかせ》，耳《みみ》くそって何《なに》でできているのですか。

むぅ…。耳《みみ》くそは，耳《みみ》の中《なか》の皮膚《ひふ》が出《だ》した汗《あせ》や脂《あぶら》に，はがれ落《お》ちた古《ふる》い皮膚《ひふ》やほこりがまざったものじゃ。

へぇ～。耳《みみ》くそにも，何《なに》か意味《いみ》があるんですか？

耳《みみ》くそは，耳《みみ》の中《なか》に細菌《さいきん》やカビが生《は》えるのを防《ふせ》いだり，耳《みみ》の中《なか》の弱《よわ》い皮膚《ひふ》を守《まも》ったりしておる。耳《みみ》くそには，「耳垢《じこう》」という正式名称《せいしきめいしょう》もあるぞ。

耳《みみ》くそすごい！　今度《こんど》とってみよ。

いかーん！　耳掃除《みみそうじ》は，耳《みみ》を傷《きず》つけるからしてはいけないというのが，お医者《いしゃ》さんたちの常識《じょうしき》じゃ。

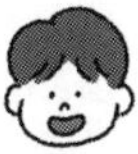

でも，とらないと，つまっちゃいませんか？

心配《しんぱい》無《む》用《よう》じゃ。耳《みみ》には，耳《みみ》あかを耳《みみ》の外《そと》にゆっくりと運《はこ》ぶしくみがあるんじゃ。たいしたもんじゃのう。

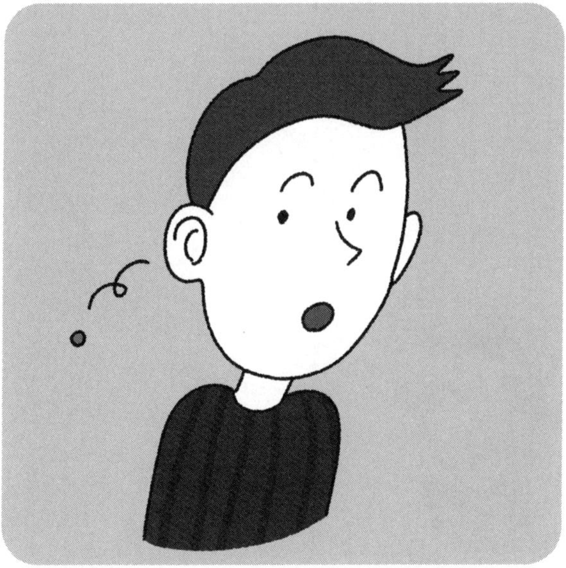

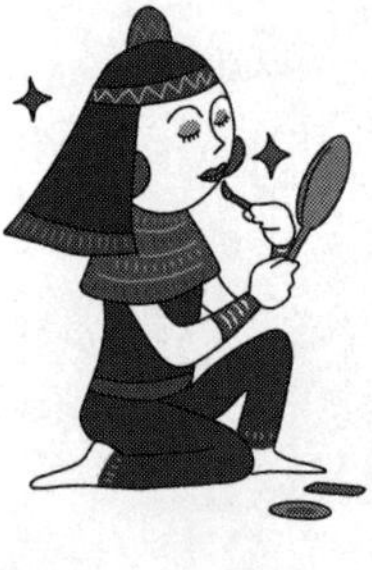

第《だい》4章《しょう》

胃腸《いちょう》，肝臓《かんぞう》，腎臓《じんぞう》の取扱説明書《とりあつかいせつめいしょ》

人間《にんげん》の胃腸《いちょう》や肝臓《かんぞう》，腎臓《じんぞう》などは，家電製《かでんせい》品《ひん》でいえば，電源《でんげん》ケーブルやAC《エーシー》アダプターなどの電源装置《でんげんそうち》といえるでしょう。第《だい》4章《しょう》では，胃腸《いちょう》，肝臓《かんぞう》，腎臓《じんぞう》の取《と》り扱《あつか》い方《かた》を紹介《しょうかい》します。

— 消化器《しょうかき》 —

1 口《くち》に入《はい》った食《た》べ物《もの》は，約《やく》10メートル先《さき》で出《で》る

消化管《しょうかかん》と，消化液《しょうかえき》を分泌《ぶんぴつ》する臓器《ぞうき》などからなる

私《わたし》たちの体《からだ》は，食《た》べ物《もの》を細《こま》かくしたり，化学《かがく》反応《はんのう》によって分解《ぶんかい》したりして，栄養素《えいようそ》を吸収《きゅうしゅう》できる形《かたち》に変《か》えています。その役割《やくわり》を果《は》たすのが，「胃《い》」や「腸《ちょう》」などといった，さまざまな「消化《しょうか》器《き》」です。

消化器《しょうかき》は，「口腔《こうくう》」「食道《しょくどう》」「胃《い》」「小腸《しょうちょう》」「大腸《だいちょう》」という，約《やく》10メートルもある曲《ま》がりくねった長《なが》いひとつづきの消化管《しょうかかん》と，消化液《しょうかえき》を分泌《ぶんぴつ》する「膵《すい》臓《ぞう》」「胆嚢《たんのう》」「肝臓《かんぞう》」などからなります。

小腸《しょうちょう》で，栄養素《えいようそ》と水分《すいぶん》の多《おお》くが吸収《きゅうしゅう》される

　口《くち》でかみくだかれた食《た》べ物《もの》は，胃《い》でドロドロの状態《じょうたい》にされて，小腸《しょうちょう》へ送《おく》られます。途中《とちゅう》，膵臓《すいぞう》や胆嚢《たんのう》，小腸《しょうちょう》からの消化液《しょうかえき》と混《ま》ざりあって分解《ぶんかい》が進《すす》み，小腸《しょうちょう》で栄養素《えいようそ》と水分《すいぶん》の多《おお》くが吸収《きゅうしゅう》されます。そして大腸《だいちょう》で水分《すいぶん》が吸収《きゅうしゅう》されて，便《べん》になります。こうして，口《くち》に入《はい》った食《た》べ物《もの》は，約《やく》24～72時間後《じかんご》に，便《べん》として肛門《こうもん》から排《はい》せつされるのです。

　主《おも》に小腸《しょうちょう》で吸収《きゅうしゅう》された栄養素《えいようそ》は，最初《さいしょ》に肝臓《かんぞう》へ運《はこ》ばれて化学的《かがくてき》な処理《しょり》がされたあと，肝臓《かんぞう》にたくわえられたり，血液《けつえき》に乗《の》って全身《ぜんしん》へ運《はこ》ばれたりします。一方《いっぽう》，体内《たいない》の水分量《すいぶんりょう》は腎臓《じんぞう》によって管《かん》理《り》され，余分《よぶん》な水《みず》は，老廃物《ろうはいぶつ》とともに尿《にょう》として体外《たいがい》へ排出《はいしゅつ》されます。

1 消化器《しょうかき》の構造《こうぞう》

消化器《しょうかき》の構造《こうぞう》をえがきました。口《くち》から入《はい》った食《た》べ物《もの》は，食道《しょくどう》を約《やく》10秒《びょう》，胃《い》を2～4時間《じかん》，小腸《しょうちょう》を2～9時間《じかん》，大腸《だいちょう》を15～30時間《じかん》かけて通過《つうか》します。

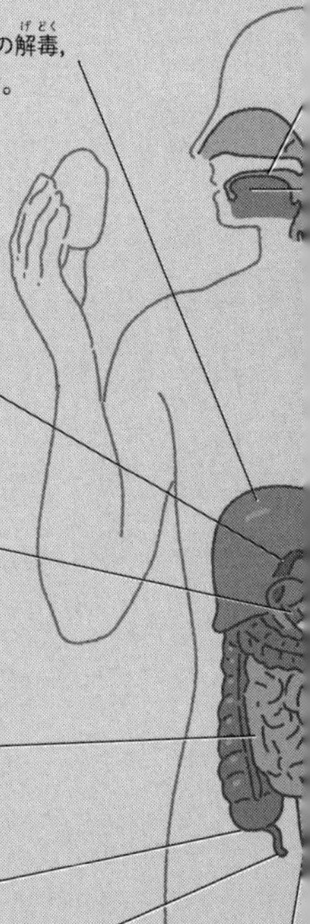

肝臓《かんぞう》
栄養素《えいようそ》の貯蔵《ちょぞう》や分解《ぶんかい》と合成《ごうせい》，有害物質《ゆうがいぶっしつ》の解毒《げどく》，消化液《しょうかえき》である胆汁《たんじゅう》をつくるなどします。
胆嚢《たんのう》
肝臓《かんぞう》から送《おく》られてきた胆汁《たんじゅう》を貯蔵《ちょぞう》，濃縮《のうしゅく》します。
膵臓《すいぞう》
消化液《しょうかえき》である膵液《すいえき》や，血糖値《けっとうち》を下《さ》げるホルモンである「インスリン」を分泌《ぶんぴつ》します。
小腸《しょうちょう》
胃《い》から流《なが》れこんできた食《た》べ物《もの》をさらに分解《ぶんかい》して，栄養素《えいようそ》と水《みず》を吸収《きゅうしゅう》します。
盲腸《もうちょう》
大腸《だいちょう》の一部《いちぶ》。
虫垂《ちゅうすい》
尿

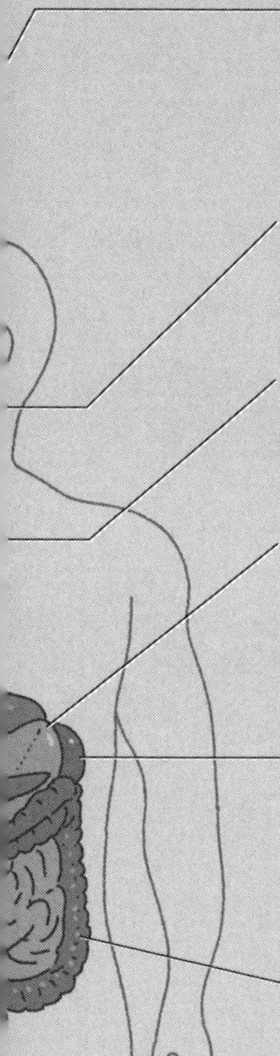

口腔《こうくう》

食《た》べ物《もの》をかみくだき，唾液《だえき》とまぜて飲《の》みこみやすくします。唾液《だえき》には，デンプンなどを分解《ぶんかい》する消化酵素《しょうかこうそ》「アミラーゼ」が含《ふく》まれています。

舌《した》　味《あじ》を感《かん》じとります。

食道《しょくどう》

飲《の》みこんだ食《た》べ物《もの》を胃《い》へ送《おく》ります。

胃《い》

食《た》べ物《もの》を胃液《いえき》とまぜてドロドロのかゆ状《じょう》にします。

脾臓《ひぞう》

古《ふる》くなった赤血球《せっけっきゅう》をこわすなどします。免疫《めんえき》の機能《きのう》もになっています。

大腸《だいちょう》

小腸《しょうちょう》から送《おく》られてきた食《た》べ物《もの》に残《のこ》っている水分《すいぶん》を吸収《きゅうしゅう》します。

膀胱《ぼうこう》

— 胃《い》 —

2 胃酸《いさん》と消化酵素《しょうかこうそ》で，もみくちゃにする

食《た》べ物《もの》が入《はい》ると，ふくらむ

胃《い》は，食《た》べ物《もの》をドロドロのかゆ状《じょう》にし，一時《いちじ》的《てき》にためる袋状《ふくろじょう》の臓器《ぞうき》です。食《た》べ物《もの》が入《はい》ると，空腹時《くうふくじ》に0.05リットルほどしかない容積《ようせき》が，ふくらんで1.2～1.6リットルほどまでふえます。そして，筋肉《きんにく》をのびちぢみさせて，食《た》べ物《もの》と「胃《い》液《えき》」をかきまぜます。

胃液《いえき》の主《おも》な成分《せいぶん》は，「胃酸《いさん》」と消化酵素《しょうかこうそ》の「ペプシン」です。胃酸《いさん》は，pH1～2という強《つよ》い酸性《さんせい》の液体《えきたい》で，食《た》べ物《もの》の繊維《せんい》をやわらかくしたり，食《た》べ物《もの》を殺菌《さっきん》したりします。一方《いっぽう》ペプシンは，タンパク質《しつ》の分子《ぶんし》を短《みじか》く切断《せつだん》して，アミノ酸《さん》に分解《ぶんかい》します。

ストレスをためないことが，たいせつ

胃《い》はストレスに弱《よわ》く，緊張《きんちょう》や不安《ふあん》などがつづくと，胃《い》を守《まも》る粘液《ねんえき》の分泌量《ぶんぴつりょう》が減《へ》ってしまうことがあります。すると，胃酸《いさん》によって胃《い》の壁《かべ》が傷《きず》ついてしまいます。これが「胃潰瘍《いかいよう》」です。胃《い》の健康《けんこう》のためにも，ストレスをためないことが，たいせつです。

また，「ピロリ菌《きん》」が胃《い》にすみついていると，胃潰瘍《いかいよう》や慢性的《まんせいてき》な胃炎《いえん》，胃《い》がんなどを引《ひ》きおこしやすくなります。検査《けんさ》で感染《かんせん》がわかったら，薬《くすり》で除菌《じょきん》する治療《ちりょう》を受《う》けることがすすめられています。

胃《い》の内側《うちがわ》の粘膜《ねんまく》は通常《つうじょう》，胃酸《いさん》を中和《ちゅうわ》する成分《せいぶん》を含《ふく》んだ粘液《ねんえき》でおおわれ，保護《ほご》されているぞ。

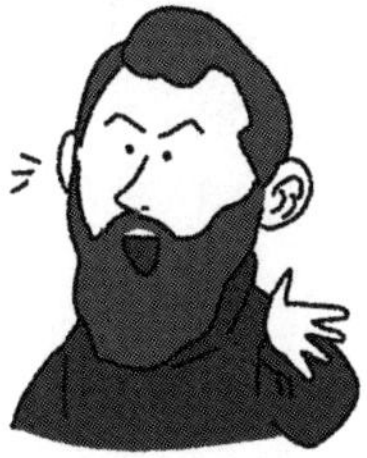

2 胃《い》の構造《こうぞう》と運動《うんどう》

食《た》べ物《もの》が入《はい》ってふくらんだときの胃《い》の構造《こうぞう》（A）と，食《た》べ物《もの》をかきまぜる胃《い》の運動《うんどう》（B）をえがきました。

A. 胃《い》の構造《こうぞう》

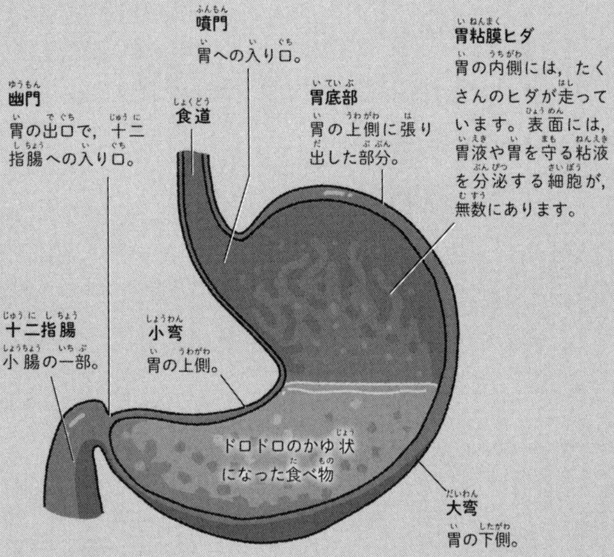
噴門《ふんもん》
胃《い》への入《い》り口《ぐち》。
胃粘膜《いねんまく》ヒダ
胃《い》の内側《うちがわ》には，たくさんのヒダが走《はし》っています。表面《ひょうめん》には，胃液《いえき》や胃《い》を守《まも》る粘液《ねんえき》を分泌《ぶんぴつ》する細胞《さいぼう》が，無数《むすう》にあります。
幽門《ゆうもん》
胃《い》の出口《でぐち》で，十二《じゅうに》指腸《しちょう》への入《い》り口《ぐち》。
食道《しょくどう》
胃底部《いていぶ》
胃《い》の上側《うわがわ》に張《は》り出《だ》した部分《ぶぶん》。
十二指腸《じゅうにしちょう》
小腸《しょうちょう》の一部《いちぶ》。
小弯《しょうわん》
胃《い》の上側《うわがわ》。
ドロドロのかゆ状《じょう》になった食《た》べ物《もの》
大弯《だいわん》
胃《い》の下側《したがわ》。

B. 食《た》べ物《もの》をかきまぜる胃《い》の運動《うんどう》

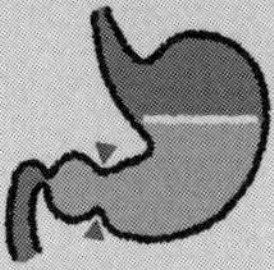

1. くびれが生《しょう》じる

胃《い》に食《た》べ物《もの》がたまると，「収縮輪《しゅうしゅくりん》」というくびれ（三角形《さんかっけい》の位置《いち》）が生《しょう》じます。

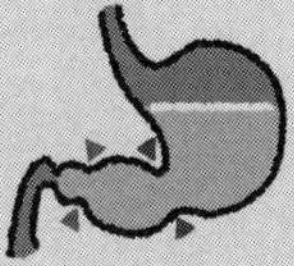

2. 食《た》べ物《もの》が逆流《ぎゃくりゅう》

1のくびれは，胃《い》の出口《でぐち》へ移動《いどう》します。出口《でぐち》は閉《と》じているので，食《た》べ物《もの》は入《い》り口側《ぐちがわ》へ逆流《ぎゃくりゅう》してかきまぜられます。新《あら》たなくびれも生《しょう》じます。

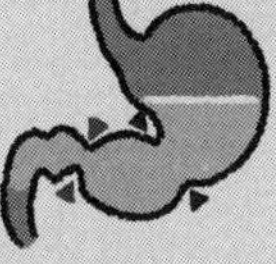

3. 十二指腸《じゅうにしちょう》へ排出《はいしゅつ》

2で生《しょう》じたくびれが，胃《い》の出口《でぐち》へ移動《いどう》します。出口《でぐち》が開《あ》き，食《た》べ物《もの》が十二指腸《じゅうにしちょう》へしぼり出《だ》されます。また，新《あら》たなくびれも生《しょう》じます。

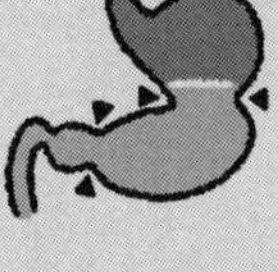

4. かくはんがつづく

出口《でぐち》はふたたび閉《と》じ，3で生《しょう》じたくびれが胃《い》の出口《でぐち》へ移動《いどう》すると，食《た》べ物《もの》はふたたび逆流《ぎゃくりゅう》してかきまぜられます。これをくりかえして，食《た》べ物《もの》は少《すこ》しずつ排出《はいしゅつ》されていきます。

3 小腸《しょうちょう》でほとんど吸収《きゅうしゅう》し，大腸《だいちょう》で仕《し》上《あ》げる

小腸《しょうちょう》の内部《ないぶ》の表面積《ひょうめんせき》は，テニスコート1面分《めんぶん》

小腸《しょうちょう》は，食《た》べ物《もの》に含《ふく》まれる栄養素《えいようそ》と水分《すいぶん》を吸《きゅう》収《しゅう》する器官《きかん》です。「十二指腸《じゅうにしちょう》」「空腸《くうちょう》」「回腸《かいちょう》」の三《みっ》つの部分《ぶぶん》からなります。外径《がいけい》は4センチメートルほどで，総延長《そうえんちょう》は約《やく》6メートルにもなります※。

小腸《しょうちょう》の内側《うちがわ》には，たくさんのヒダがあります。さらにヒダの表面《ひょうめん》は，「絨毛《じゅうもう》」とよばれる高《たか》さ1ミリメートル程度《ていど》の突起《とっき》でおおわれています。そのため，小腸《しょうちょう》の内部《ないぶ》の表面積《ひょうめんせき》は，約《やく》200平方《へいほう》メートルもあり，テニスコート1面分《めんぶん》に匹敵《ひってき》します。表面積《ひょうめんせき》をふやすことで，食《た》べ物《もの》から栄養素《えいようそ》を効《こう》率《りつ》よく吸収《きゅうしゅう》しているのです。

※：小腸《しょうちょう》は，生体内《せいたいない》では筋肉《きんにく》によってちぢみ，約《やく》3メートルほどになっています。

3 小腸《しょうちょう》と大腸《だいちょう》の構造《こうぞう》

小腸《しょうちょう》と大腸《だいちょう》の構造《こうぞう》をえがきました。小腸《しょうちょう》のうち，胃《い》とつながる部分《ぶぶん》が十二指腸《じゅうにしちょう》で，中央《ちゅうおう》の密集《みっしゅう》している部分《ぶぶん》が空腸《くうちょう》と回腸《かいちょう》です。空腸《くうちょう》と回腸《かいちょう》を囲《かこ》むように，大腸《だいちょう》があります。

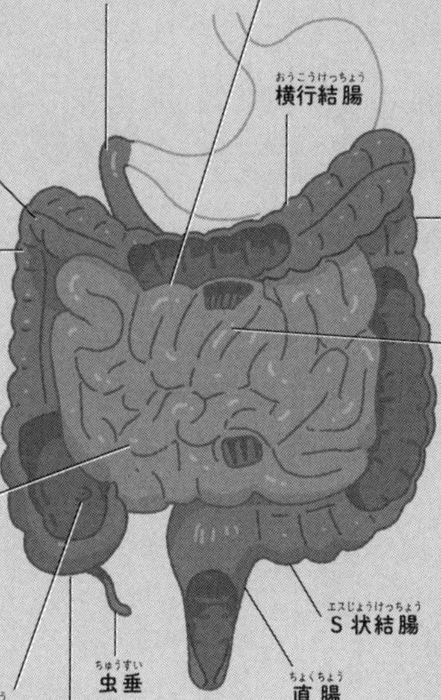
十二指腸《じゅうにしちょう》
小腸《しょうちょう》の最初《さいしょ》の部分《ぶぶん》。長《なが》さは25センチメートルほどで，指《ゆび》12本分《ほんぶん》の幅《はば》とほぼ同《おな》じです。膵液《すいえき》や，胆汁《たんじゅう》が流《なが》れこみます。
小腸《しょうちょう》
胃《い》から送《おく》られてきた食《た》べ物《もの》をさらに分《ぶん》解《かい》し，栄養素《えいようそ》と水分《すいぶん》を吸収《きゅうしゅう》します。十二指腸《じゅうにしちょう》，空腸《くうちょう》，回腸《かいちょう》に分《わ》けられます。
大腸《だいちょう》
小腸《しょうちょう》から送《おく》られてきた食《た》べ物《もの》に残《のこ》る水分《すいぶん》を吸収《きゅうしゅう》して，便《べん》をつくります。入《い》り口《ぐち》から，盲腸《もうちょう》，結腸《けっちょう》(上《じょう》行結腸《こうけっちょう》，横行結《おうこうけつ》腸《ちょう》，下行結腸《かこうけっちょう》，S《エス》状結腸《じょうけっちょう》)，直腸《ちょくちょう》に分《わ》けられます。
横行結腸《おうこうけっちょう》
下行結腸《かこうけっちょう》
上行結腸《じょうこうけっちょう》
空腸《くうちょう》
小腸《しょうちょう》の前半部《ぜんはんぶ》です。食《た》べ物《もの》に含《ふく》まれる栄養素《えいようそ》の大半《たいはん》と，水分《すいぶん》の約《やく》8割《わり》を吸収《きゅうしゅう》します。
回腸《かいちょう》
小腸《しょうちょう》の後半部《こうはんぶ》です。空腸《くうちょう》で吸収《きゅうしゅう》されない「ビタミンB12」などを吸収《きゅうしゅう》します。
S状結腸《エスじょうけっちょう》
虫垂《ちゅうすい》
直腸《ちょくちょう》
肛門《こうもん》
回盲口《かいもうこう》
大腸《だいちょう》の入《い》り口《ぐち》。逆流《ぎゃくりゅう》を防《ふせ》ぐための弁《べん》がついています。
盲腸《もうちょう》
大腸《だいちょう》の回盲口《かいもうこう》よりも下《した》の部分《ぶぶん》。

注《ちゅう》：便《べん》に含《ふく》まれる水分《すいぶん》は，最終的《さいしゅうてき》には，はじめの0.2％ほどになります。

大腸《だいちょう》は，残《のこ》った水分《すいぶん》をさらに吸収《きゅうしゅう》する

小腸《しょうちょう》は，くびれをつくって，食《た》べ物《もの》を小腸《しょうちょう》の先《さき》の方《ほう》へ送《おく》ります。たんに食《た》べ物《もの》を送《おく》り出《だ》すだけでなく，腸管《ちょうかん》を太《ふと》くしたり細《ほそ》くしたりといった複雑《ふくざつ》な運動《うんどう》をすることで，食《た》べ物《もの》をかきまぜたり，ときには後退《こうたい》させたりします。そして，食《た》べ物《もの》に含《ふく》まれる栄養素《えいようそ》と8割《わり》ほどの水分《すいぶん》を吸収《きゅうしゅう》して，食《た》べ物《もの》を大腸《だいちょう》へ送《おく》ります。

大腸《だいちょう》は，食《た》べ物《もの》に残《のこ》った水分《すいぶん》をさらに吸収《きゅうしゅう》して，便《べん》をつくる器官《きかん》です。大腸《だいちょう》の長《なが》さは，約《やく》1.5メートルほどです。

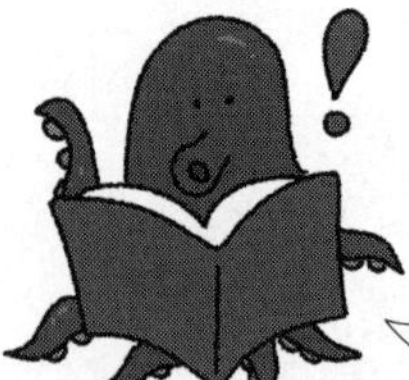

小腸《しょうちょう》や大腸《だいちょう》の活動《かつどう》は,「自律神経《じりつしんけい》」によって,自動的《じどうてき》にコントロールされているタコ。自律神経《じりつしんけい》のバランスは,生《せい》活習慣《かつしゅうかん》の乱《みだ》れや,強《つよ》いストレスによってくずれてしまい,便秘《べんぴ》や下痢《げり》などのお腹《なか》の不調《ふちょう》につながるタコ。

— 肝臓《かんぞう》 —

4 肝臓《かんぞう》は，500種類《しゅるい》以上《いじょう》の化学反応《かがくはんのう》を行《おこな》う巨人《きょじん》

胃腸《いちょう》は，血管《けっかん》で肝臓《かんぞう》とつながっている

　肝臓《かんぞう》は，栄養素《えいようそ》の貯蔵《ちょぞう》や分解《ぶんかい》や合成《ごうせい》，有害物質《ゆうがいぶっしつ》の無害化《むがいか》，消化液《しょうかえき》である胆汁《たんじゅう》の合成《ごうせい》など，たくさんのはたらきをもつ臓器《ぞうき》です。人体《じんたい》の中《なか》では最《さい》大最重量《だいさいじゅうりょう》の臓器《ぞうき》で，体重《たいじゅう》のおよそ50分《ぶん》の1を占《し》めます。

　小腸《しょうちょう》などで吸収《きゅうしゅう》された栄養素《えいようそ》は，そのまま全《ぜん》身《しん》へ運《はこ》ばれるのではありません。胃《い》や小腸《しょうちょう》，大《だい》腸《ちょう》などは，「門脈《もんみゃく》」とよばれる血管《けっかん》で，肝臓《かんぞう》とつながっています。栄養素《えいようそ》は，門脈《もんみゃく》を通《とお》って，まずは肝臓《かんぞう》へ送《おく》られるのです。

アルコールなどの有害物質《ゆうがいぶっしつ》を，分解《ぶんかい》する

肝臓《かんぞう》へ届《とど》いた栄養素《えいようそ》は，肝臓《かんぞう》で化学処理《かがくしょり》されて，貯蔵《ちょぞう》や利用《りよう》をしやすい形《かたち》に変《か》えられます。たとえばブドウ糖《とう》は，肝臓《かんぞう》で「グリコーゲン」に変《か》えられ，貯蔵《ちょぞう》されます。そしてグリコーゲンは，必要《ひつよう》に応《おう》じてブドウ糖《とう》に変《か》えられ，全身《ぜんしん》へと送《おく》り出《だ》されます。

また肝臓《かんぞう》は，アルコールやニコチン，老廃物《ろうはいぶつ》であるアンモニアなどの有害《ゆうがい》な物質《ぶっしつ》を，無害《むがい》な物質《ぶっしつ》に分解《ぶんかい》するはたらきもします。分解《ぶんかい》された物質《ぶっしつ》は，胆汁《たんじゅう》として胆嚢《たんのう》へ送《おく》られます。肝臓《かんぞう》では，500種類以上《しゅるいいじょう》もの化学反応《かがくはんのう》がおきているといわれています。

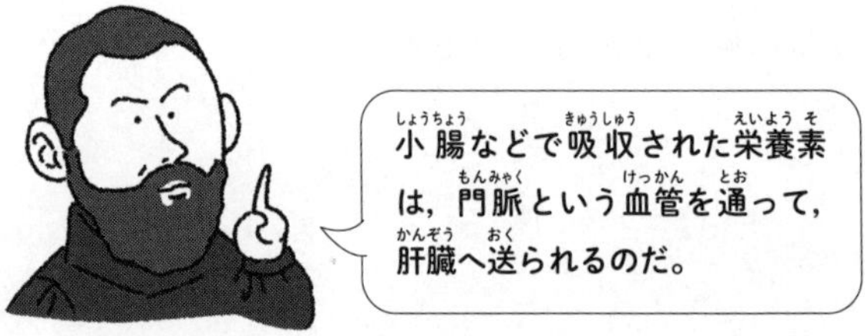
小腸《しょうちょう》などで吸収《きゅうしゅう》された栄養素《えいようそ》は，門脈《もんみゃく》という血管《けっかん》を通《とお》って，肝臓《かんぞう》へ送《おく》られるのだ。

4 肝臓《かんぞう》と出入《でい》りする血管《けっかん》

肝臓《かんぞう》と，肝臓《かんぞう》に出入《でい》りする血管《けっかん》，胆汁《たんじゅう》が通《とお》る管《くだ》をえがきました。ここでは，管《くだ》の太《ふと》い部分《ぶぶん》のみをえがいています。実際《じっさい》には，もっと細《こま》かく枝分《えだわ》かれしています。

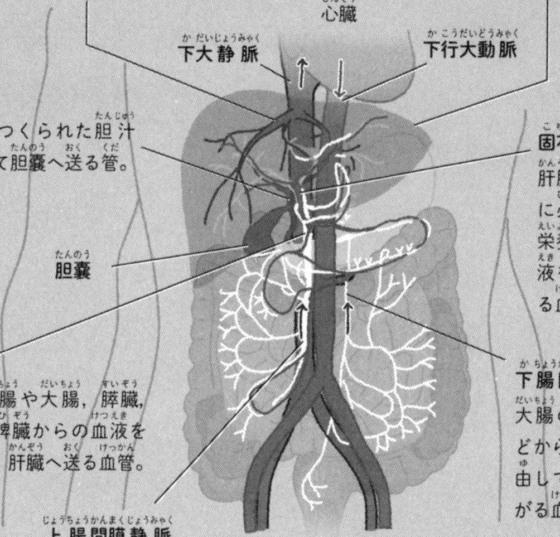

肝静脈《かんじょうみゃく》
肝臓《かんぞう》から心臓《しんぞう》へ，血液《けつえき》を送《おく》る血管《けっかん》。肝臓《かんぞう》で化学処理《かがくしょり》された栄養素《えいようそ》などは，この血管《けっかん》から心臓《しんぞう》へ送《おく》られ，全身《ぜんしん》に届《とど》けられます。

肝臓《かんぞう》
栄養素《えいようそ》の貯蔵《ちょぞう》や分解《ぶんかい》・合成《ごうせい》，有害物質《ゆうがいぶっしつ》の解毒《げどく》，胆汁《たんじゅう》の合成《ごうせい》などの多《おお》くの機能《きのう》をもちます。

総肝管《そうかんかん》
肝臓《かんぞう》でつくられた胆汁《たんじゅう》を集《あつ》めて胆嚢《たんのう》へ送《おく》る管《くだ》。

固有肝動脈《こゆうかんどうみゃく》
肝臓自体《かんぞうじたい》の活動《かつどう》に必要《ひつよう》な酸素《さんそ》や栄養素《えいようそ》を含《ふく》む血《けつ》液《えき》を，肝臓《かんぞう》に送《おく》る血管《けっかん》。

門脈《もんみゃく》
胃《い》，小腸《しょうちょう》や大腸《だいちょう》，膵臓《すいぞう》，胆嚢《たんのう》，脾臓《ひぞう》からの血液《けつえき》を集《あつ》めて，肝臓《かんぞう》へ送《おく》る血管《けっかん》。

下腸間膜静脈《かちょうかんまくじょうみゃく》
大腸《だいちょう》の後半部分《こうはんぶぶん》などから脾静脈《ひじょうみゃく》を経《けい》由《ゆ》して門脈《もんみゃく》へつながる血管《けっかん》。

上腸間膜静脈《じょうちょうかんまくじょうみゃく》
小腸《しょうちょう》や，大腸《だいちょう》の前半部分《ぜんはんぶぶん》などから門脈《もんみゃく》へつながる血管《けっかん》。

— 肝小葉《かんしょうよう》 —

5 肝臓《かんぞう》は，50万《まん》個《こ》の基本単位《きほんたんい》でできている

「肝小葉《かんしょうよう》」が，肝臓《かんぞう》の基本単位《きほんたんい》

肝臓《かんぞう》は，主《おも》に「肝細胞《かんさいぼう》」という細胞《さいぼう》でできています。肝細胞《かんさいぼう》は，約《やく》50万《まん》個《こ》が集《あつ》まって，直径《ちょっけい》1ミリメートルほどの「肝小葉《かんしょうよう》」という集合体《しゅうごうたい》をつくっています（右《みぎ》のイラスト）。

肝小葉《かんしょうよう》は，栄養素《えいようそ》の化学処理《かがくしょり》や有害物質《ゆうがいぶっしつ》の分《ぶん》解《かい》などを行《おこな》う，肝臓《かんぞう》の基本単位《きほんたんい》です。そして，この肝小葉《かんしょうよう》が50万《まん》個《こ》ほど集《あつ》まったものが，一《ひと》つの肝臓《かんぞう》です。

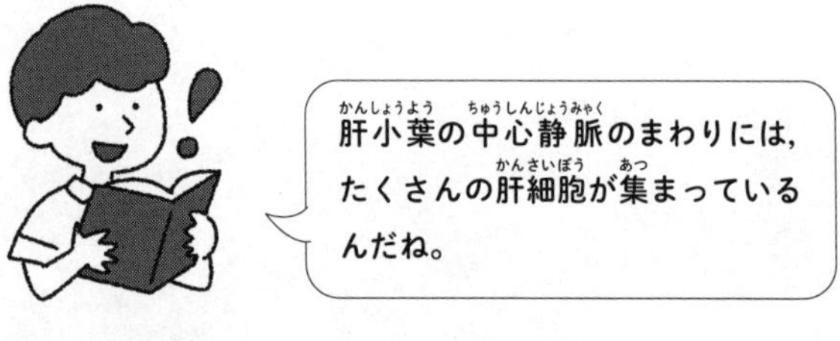
肝小葉《かんしょうよう》の中心静脈《ちゅうしんじょうみゃく》のまわりには，たくさんの肝細胞《かんさいぼう》が集《あつ》まっているんだね。

5 肝小葉《かんしょうよう》の構造《こうぞう》

肝小葉《かんしょうよう》の拡大図《かくだいず》をえがきました。肝小葉《かんしょうよう》は，肝細胞《かんさいぼう》と血管《けっかん》，胆汁《たんじゅう》が通《とお》る管《くだ》で構成《こうせい》されています。

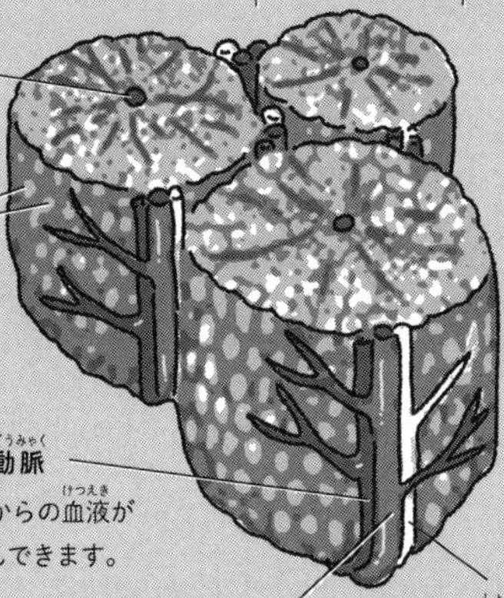
肝小葉《かんしょうよう》
中心静脈《ちゅうしんじょうみゃく》
つくられた物質《ぶっしつ》を肝静脈《かんじょうみゃく》へ送《おく》ります。
肝細胞《かんさいぼう》
小葉間動脈《しょうようかんどうみゃく》
肝動脈《かんどうみゃく》からの血液《けつえき》が流《なが》れこんできます。
小葉間胆管《しょうようかんたんかん》
つくられた胆汁《たんじゅう》を胆嚢《たんのう》へ送《おく》ります。
小葉間静脈《しょうようかんじょうみゃく》
門脈《もんみゃく》からの血液《けつえき》が流《なが》れこんできます。

肝臓《かんぞう》の病気《びょうき》は，自覚症状《じかくしょうじょう》があらわれない

肝臓《かんぞう》は，高《たか》い再生能力《さいせいのうりょく》をもっています。肝臓《かんぞう》の4分《ぶん》の3を切除《せつじょ》しても，数《すう》か月後《げつご》には元《もと》の大《おお》きさにもどるほどです。しかし，お酒《さけ》の飲《の》みすぎなどで肝臓《かんぞう》に負担《ふたん》をかけつづけたり，肝炎《かんえん》ウイルスに感染《かんせん》したりすると，肝炎《かんえん》，肝硬変《かんこうへん》，肝臓《かんぞう》がんなどの病気《びょうき》を引《ひ》きおこします。

肝臓《かんぞう》の病気《びょうき》は，進行《しんこう》しないと自覚症状《じかくしょうじょう》があらわれません。そのため肝臓《かんぞう》は，「沈黙《ちんもく》の臓器《ぞうき》」とよばれることもあります。肝臓《かんぞう》の異変《いへん》にいち早《はや》く気《き》づくには，定期的《ていきてき》な血液検査《けつえきけんさ》が有効《ゆうこう》です。健康《けんこう》診断《しんだん》で血液検査《けつえきけんさ》を受《う》け，肝臓《かんぞう》の異変《いへん》を見逃《みのが》さないようにしましょう。

memo

へそのゴマは，放置《ほうち》が7割《わり》

子《こ》どものころ，「おへそのゴマを取《と》るとおなかが痛《いた》くなるよ！」と注意《ちゅうい》された人《ひと》も多《おお》いのではないでしょうか。医師専用《いしせんよう》ウェブサイト「MedPeer《メドピア》」は2014年《ねん》，会員《かいいん》の医師《いし》7万人以上《まんにんいじょう》を対象《たいしょう》に，「へそのゴマは取《と》るべきか」についてアンケート調査《ちょうさ》を行《おこな》い，3697人《にん》から回答《かいとう》を得《え》ました。

アンケートの結果《けっか》，73.7％の医師《いし》が，「基本的《きほんてき》に放置《ほうち》し，炎症《えんしょう》の可能性《かのうせい》や患者《かんじゃ》からの要請《ようせい》があったときに除去《じょきょ》する」という選択肢《せんたくし》を選《えら》びました。理由《りゆう》としては，「無理《むり》に取《と》るとかえって炎症《えんしょう》につながる」「除去《じょきょ》が不潔《ふけつ》に行《おこな》われ，皮膚《ひふ》を傷《きず》つけて感染《かんせん》が起《お》きる」などがあげられました。

一方《いっぽう》，10.3％の医師《いし》が「定期的《ていきてき》に除去《じょきょ》する」，5.3％の医師《いし》が「積極的《せっきょくてき》に除去《じょきょ》する」という選択肢《せんたくし》を選《えら》びました。「放置《ほうち》しておくと炎症《えんしょう》につながる」「臭《にお》いの問題《もんだい》もある」などの理由《りゆう》があげられました。へそのゴマが気《き》になる場合《ばあい》は，いちど医師《いし》に相談《そうだん》したほうがよさそうです。

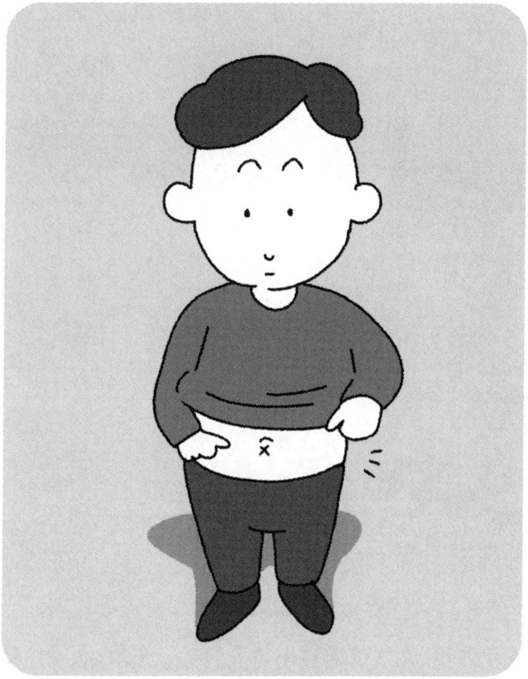

6 腎臓《じんぞう》は，1日《にち》に約《やく》1500リットルの血液《けつえき》をろ過《か》

尿《にょう》をつくっているのが，腎臓《じんぞう》

私《わたし》たちは，1日《にち》に1～1.5リットルほどの尿《にょう》を排《はい》せつします。**この尿《にょう》をつくっているのが「腎《じん》臓《ぞう》」です。**腎臓《じんぞう》は，にぎりこぶしほどの大《おお》きさ（長径約《ちょうけいやく》10センチメートル）で，腰《こし》の上《うえ》のあたりの背《せ》中側《なかがわ》に，左右《さゆう》一《ひと》つずつあります。二《ふた》つあるうちの一《ひと》つの腎臓《じんぞう》を，重《おも》い腎臓病《じんぞうびょう》の人《ひと》に移植《いしょく》しても，残《のこ》りの一《ひと》つの腎臓《じんぞう》があれば，健康《けんこう》を維持《いじ》することができます。

膀胱《ぼうこう》は，尿《にょう》をためておくための袋《ふくろ》

腎臓《じんぞう》の役割《やくわり》は，血液《けつえき》の状態《じょうたい》を監視《かんし》して，体内《たいない》の水分《すいぶん》の量《りょう》や血液《けつえき》の成分《せいぶん》（塩分《えんぶん》やpHのバランスなど）を一定《いってい》に保《たも》つことです。腎臓《じんぞう》には，心臓《しんぞう》か

6 腎臓《じんぞう》と膀胱《ぼうこう》

尿《にょう》をつくり出《だ》す腎臓《じんぞう》と，尿《にょう》をためておく膀胱《ぼうこう》をえがきました。イラストは，背中側《せなかがわ》から見《み》たようすです。腎臓《じんぞう》と膀胱《ぼうこう》は，長《なが》さ25～30センチメートルの尿管《にょうかん》でつながっています。

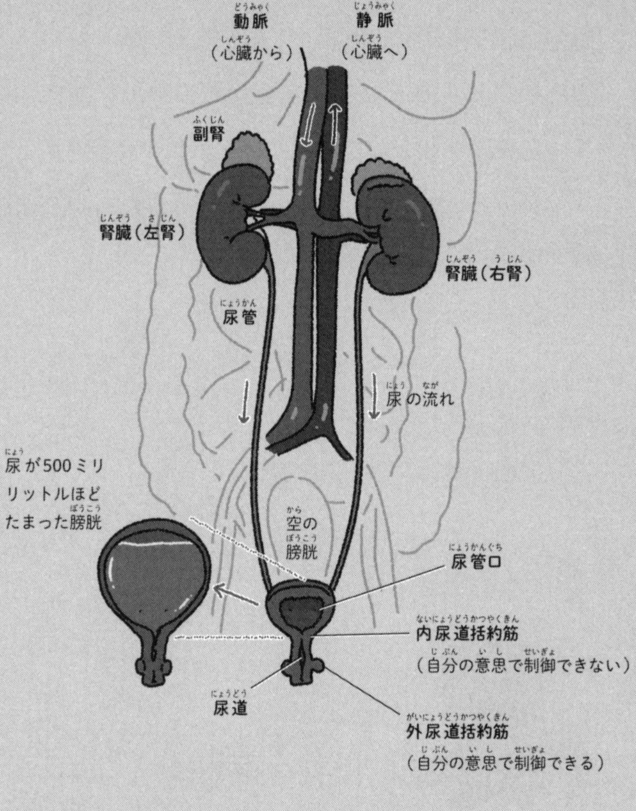

ら送《おく》り出《だ》される血液《けつえき》の約《やく》4分《ぶん》の1が送《おく》られます。その量《りょう》は，1日《にち》に約《やく》1500リットルにもなります。腎臓《じんぞう》が大量《たいりょう》の血液《けつえき》をろ過《か》し，老廃物《ろうはいぶつ》を濃縮《のうしゅく》させたものが，尿《にょう》になるのです。

腎臓《じんぞう》でつくられた尿《にょう》は，「尿管《にょうかん》」を通《とお》って「膀《ぼう》胱《こう》」へ送《おく》られます。膀胱《ぼうこう》は，尿《にょう》をためておくための，のびちぢみする袋《ふくろ》です。膀胱《ぼうこう》には，尿《にょう》がたまったかどうかを知《し》らせるセンサーがついています。尿《にょう》が150ミリリットルほどたまると，脳《のう》へ信号《しんごう》が送《おく》られて，尿意《にょうい》が生《しょう》じます。

腎臓《じんぞう》は血液《けつえき》の管理者《かんりしゃ》なんだタコ。

— 腎臓《じんぞう》 —

7 腎臓《じんぞう》には，フィルターが200万《まん》個《こ》ある

1日《にち》につくられる原尿《げんにょう》は，およそ160リットル

腎臓《じんぞう》に送《おく》られた血液《けつえき》は，「腎小体《じんしょうたい》」という直径《ちょっけい》0.2ミリほどの小《ちい》さな組織《そしき》でろ過《か》されます。腎小体《じんしょうたい》は，左右《さゆう》の腎臓《じんぞう》で，合計約《ごうけいやく》200万個《まんこ》もあるといわれています。

腎小体《じんしょうたい》でろ過《か》されてできるものは，「原尿《げんにょう》」とよばれる尿《にょう》の原料《げんりょう》です。1日《にち》にできる原尿《げんにょう》の量《りょう》は，およそ160リットルにもなります。原尿《げんにょう》には，人体《じんたい》に必要《ひつよう》な水分《すいぶん》や栄養分《えいようぶん》が，まだ多《おお》く含《ふく》まれています。そのため，原尿《げんにょう》が「尿細管《にょうさいかん》」という管《くだ》を流《なが》れている間《あいだ》に，水分《すいぶん》や栄養分《えいようぶん》が再吸収《さいきゅうしゅう》されます。そして最終的《さいしゅうてき》に残《のこ》った1.5リットル程度《ていど》が，尿《にょう》となり，膀胱《ぼうこう》へ送《おく》られるのです。

昼間《ひるま》にも尿《にょう》の色《いろ》が濃《こ》い場合《ばあい》は，体《からだ》が脱水《だっすい》ぎみ

健康《けんこう》なときの尿《にょう》の色《いろ》は，薄《うす》い黄色《きいろ》です。これは，古《ふる》くなった赤血球《せっけっきゅう》が分解《ぶんかい》されてできる，「ウロビリン」という色素《しきそ》によるものです。体《からだ》から排出《はいしゅつ》されるウロビリンの量《りょう》は一定《いってい》であるため，尿《にょう》の量《りょう》が少《すく》ないときには，黄色《きいろ》が濃《こ》くなります。

睡眠中《すいみんちゅう》はつくられる尿《にょう》の量《りょう》が少《すく》なくなるので，朝《あさ》は尿《にょう》の色《いろ》が濃《こ》くなります。**もし昼間《ひるま》にも尿《にょう》の色《いろ》が濃《こ》い場合《ばあい》は，体《からだ》が脱水《だっすい》ぎみと考《かんが》えられます。**十分《じゅうぶん》に水分補給《すいぶんほきゅう》をしましょう。

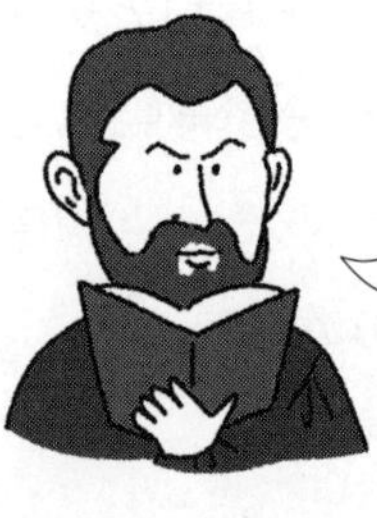

安静時《あんせいじ》に「尿《にょう》がコーラのような色《いろ》をしている」「にごっている」「泡《あわ》が立《た》ってなかなか消《き》えない」といったときには，腎臓《じんぞう》の機能《きのう》に異常《いじょう》がある可《か》能性《のうせい》があるぞ。尿《にょう》のようすに異常《いじょう》を感《かん》じたら，一度《いちど》，病院《びょういん》で医師《いし》に相談《そうだん》したほうがいいだろう。

7 腎臓《じんぞう》と腎小体《じんしょうたい》

腎臓《じんぞう》の内部《ないぶ》のようすと，腎臓内《じんぞうない》の組織《そしき》である腎小体《じんしょうたい》をえがきました。腎臓《じんぞう》まで届《とど》いた血液《けつえき》は，腎小体《じんしょうたい》の中《なか》の糸球体《しきゅうたい》でろ過《か》され，出《で》てきたものが原尿《げんにょう》となります。

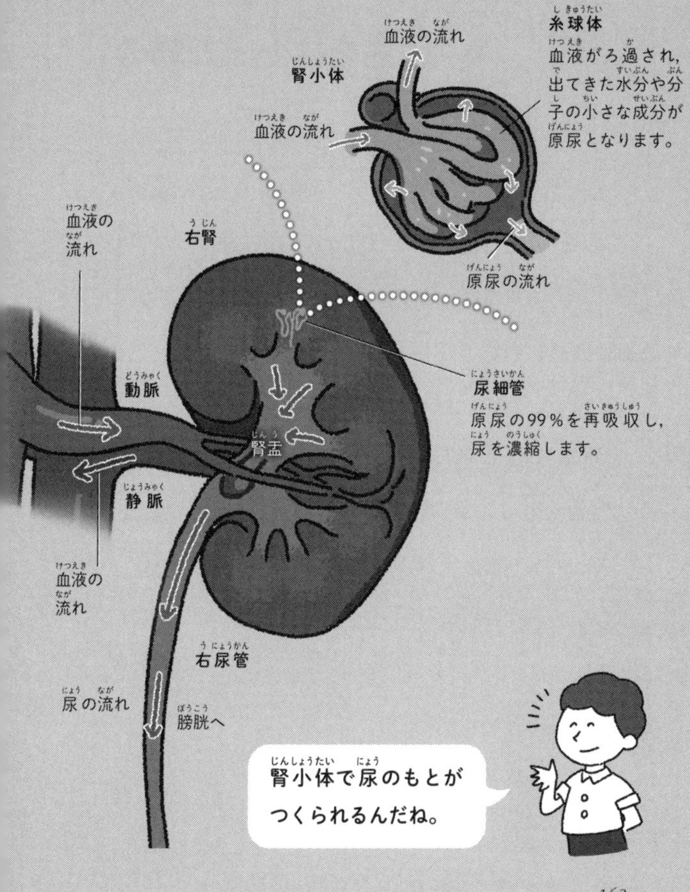

BMI《ビーエムアイ》に注意《ちゅうい》。やはり肥満《ひまん》は万病《まんびょう》のもと

「BMI《ビーエムアイ》」は，肥満《ひまん》をはかる指標《しひょう》の一《ひと》つ

飽食《ほうしょく》の現代《げんだい》，肥満傾向《ひまんけいこう》の人《ひと》は少《すく》なくありません。肥満《ひまん》とは，体《からだ》の脂肪《しぼう》の量《りょう》が，体重《たいじゅう》に対《たい》して多《おお》い状態《じょうたい》をいいます。肥満《ひまん》の人《ひと》は，糖尿病《とうにょうびょう》や高《こう》血圧症《けつあつしょう》などの，「生活習慣病《せいかつしゅうかんびょう》」にかかりやすい傾《けい》向《こう》があります。

肥満《ひまん》をはかる指標《しひょう》の一《ひと》つとして，「BMI《ビーエムアイ》（Body《ボディ》 Mass《マス》 Index《インデックス》，体格指数《たいかくしすう》）」が広《ひろ》く使《つか》われています。BMI《ビーエムアイ》は，体重《たいじゅう》（kg）を身長《しんちょう》（m）の2乗《じょう》で割《わ》った値《あたい》のことです。たとえば，体重《たいじゅう》60kg，身長《しんちょう》1.7m（170cm）の人《ひと》のBMI《ビーエムアイ》は，60÷（1.7）^{2}＝20.8と求《もと》められます。

⚠ BMI《ビーエムアイ》と肥満《ひまん》の度合《どあ》い

BMI《ビーエムアイ》の計算式《けいさんしき》と，BMI《ビーエムアイ》の数値《すうち》と肥満《ひまん》の度合《どあ》いをあらわしました。理想的《りそうてき》なBMI《ビーエムアイ》の数値《すうち》は，22です。BMI《ビーエムアイ》の数値《すうち》が25以上《いじょう》で，肥満《ひまん》となります。

BMI《ビーエムアイ》＝体重《たいじゅう》[kg]÷(身長《しんちょう》[m])^2

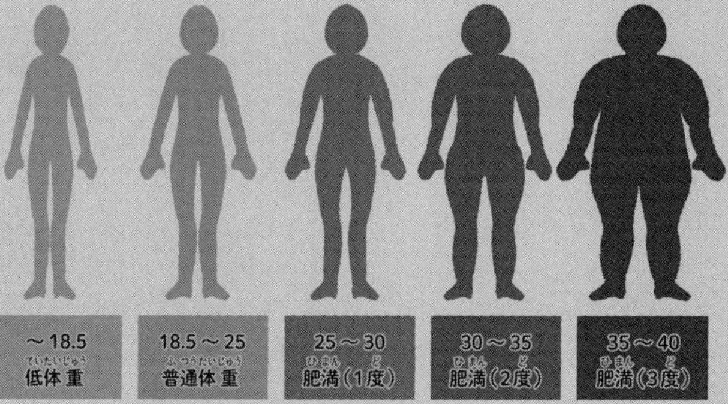

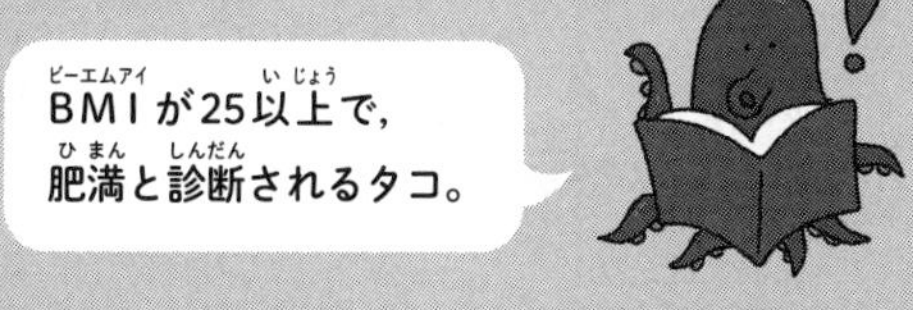

やせすぎも，健康《けんこう》にはよくない

BMI《ビーエムアイ》が，18.5以上《いじょう》25未満《みまん》で普通《ふつう》の体重《たいじゅう》，25以上《いじょう》で肥満《ひまん》となります。肥満《ひまん》の原因《げんいん》は，食《た》べすぎと運動不足《うんどうぶそく》です。肥満《ひまん》の人《ひと》は，食事《しょくじ》の量《りょう》だけでなく，その内容《ないよう》や食《た》べ方《かた》を見直《みなお》し，適度《てきど》な運動《うんどう》をするなど，生活習慣《せいかつしゅうかん》を改善《かいぜん》する必要《ひつよう》があるでしょう。

逆《ぎゃく》に，BMI《ビーエムアイ》が18.5未満《みまん》は，やせすぎとなります。やせすぎも，健康《けんこう》にはよくありません。BMI《ビーエムアイ》が22のとき，最《もっと》も健康《けんこう》のリスクが小《ちい》さいとされています。

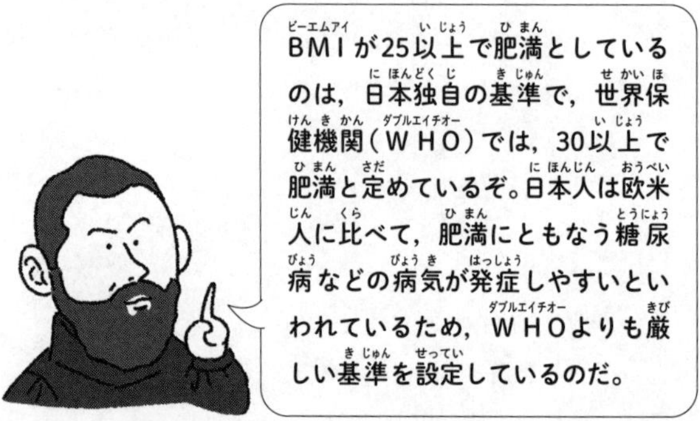
BMI《ビーエムアイ》が25以上《いじょう》で肥満《ひまん》としているのは，日本独自《にほんどくじ》の基準《きじゅん》で，世界保《せかいほ》健機関《けんきかん》（ＷＨＯ《ダブルエイチオー》）では，30以上《いじょう》で肥満《ひまん》と定《さだ》めているぞ。日本人《にほんじん》は欧米《おうべい》人《じん》に比《くら》べて，肥満《ひまん》にともなう糖尿《とうにょう》病《びょう》などの病気《びょうき》が発症《はっしょう》しやすいといわれているため，ＷＨＯ《ダブルエイチオー》よりも厳《きび》しい基準《きじゅん》を設定《せってい》しているのだ。

memo

『解体新書《かいたいしんしょ》』の原本《げんぽん》を出版《しゅっぱん》

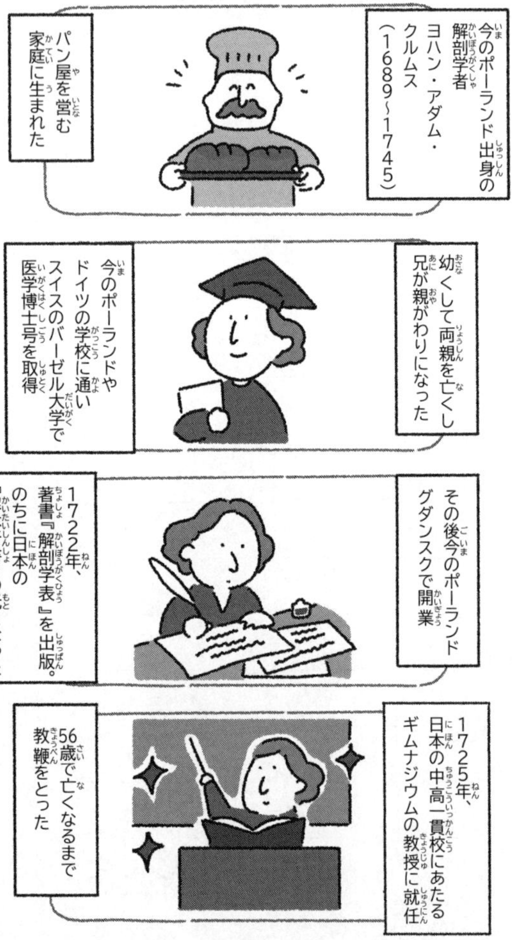
今《いま》のポーランド出身《しゅっしん》の
解剖学者《かいぼうがくしゃ》
ヨハン・アダム・
クルムス
（1689～1745）
パン屋《や》を営《いとな》む
家庭《かてい》に生《う》まれた
幼《おさな》くして両親《りょうしん》を亡《な》くし
兄《あに》が親《おや》がわりになった
今《いま》のポーランドや
ドイツの学校《がっこう》に通《かよ》い
スイスのバーゼル大学《だいがく》で
医学博士号《いがくはくしごう》を取得《しゅとく》
その後《ご》今《いま》のポーランド
グダンスクで開業《かいぎょう》
1722年《ねん》、
著書《ちょしょ》『解剖学表《かいぼうがくひょう》』を出版《しゅっぱん》。
のちに日本《にほん》の
『解体新書《かいたいしんしょ》』の元《もと》となった
1725年《ねん》、
日本《にほん》の中高一貫校《ちゅうこういっかんこう》にあたる
ギムナジウムの教授《きょうじゅ》に就任《しゅうにん》
56歳《さい》で亡《な》くなるまで
教鞭《きょうべん》をとった

学生《がくせい》向《む》けに著書《ちょしょ》を出版《しゅっぱん》

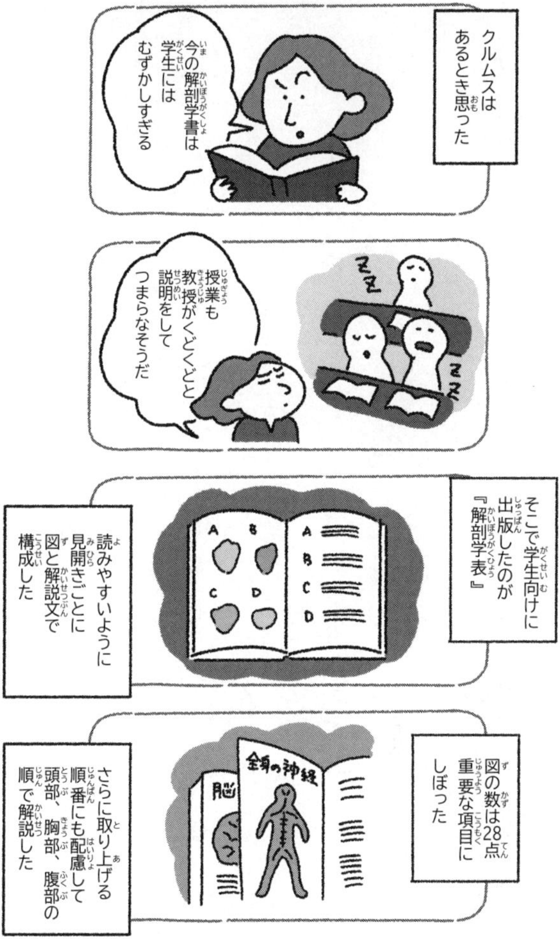
クルムスは
あるとき思《おも》った
今《いま》の解剖学書《かいぼうがくしょ》は
学生《がくせい》には
むずかしすぎる
授業《じゅぎょう》も
教授《きょうじゅ》がくどくどと
説明《せつめい》をして
つまらなそうだ
そこで学生《がくせい》向《む》けに
出版《しゅっぱん》したのが
『解剖学表《かいぼうがくひょう》』
A B C D
A B C D
読《よ》みやすいように
見開《みひら》きごとに
図《ず》と解説文《かいせつぶん》で
構成《こうせい》した
図《ず》の数《かず》は28点《てん》
重要《じゅうよう》な項目《こうもく》に
しぼった
全身の神経
脳
さらに取《と》り上《あ》げる
順番《じゅんばん》にも配慮《はいりょ》して
頭部《とうぶ》、胸部《きょうぶ》、腹部《ふくぶ》の
順《じゅん》で解説《かいせつ》した

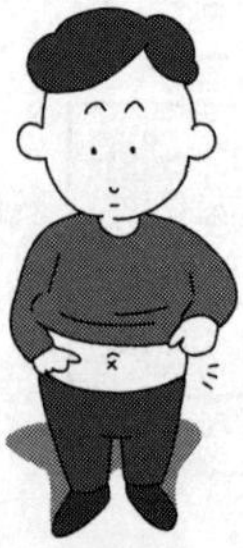

第《だい》5章《しょう》

脳《のう》と神経《しんけい》の取《とり》扱《あつかい》説《せつ》明《めい》書《しょ》

人間《にんげん》の脳《のう》と神経《しんけい》は，家電製品《かでんせいひん》でいえば，製《せい》品《ひん》を制御《せいぎょ》するコンピューターと通信《つうしん》ケーブルといえるでしょう。第《だい》5章《しょう》では，脳《のう》と神《しん》経《けい》の取《と》り扱《あつか》い方《かた》をみていきましょう。

— 中枢神経系《ちゅうすうしんけいけい》 —

1 脳《のう》は，エネルギーの約《やく》20％を消費《しょうひ》する

全身《ぜんしん》に指令《しれい》をあたえる，コントロールセンター

スマホなどと同《おな》じように，人間《にんげん》の体《からだ》も電気信《でんきしん》号《ごう》によってコントロールされています。全身《ぜんしん》には，電気信号《でんきしんごう》を伝《つた》える「末梢神経系《まっしょうしんけいけい》」がはりめぐらされています。そして，全身《ぜんしん》の感覚《かんかく》器官《きかん》から末《まっ》梢神経系《しょうしんけいけい》を通《つう》じて入力《にゅうりょく》された情報《じょうほう》を取《と》りまとめ，全身《ぜんしん》に指令《しれい》をあたえるコントロールセンターが，「中枢神経系《ちゅうすうしんけいけい》」です。

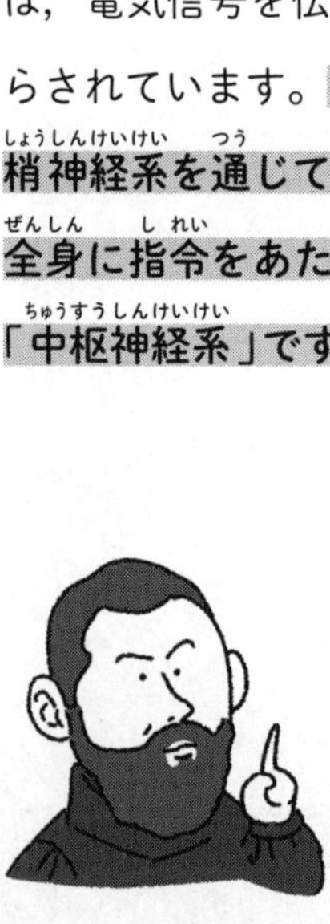

脳《のう》の大《おお》きさや形《かたち》は，男女《だんじょ》とも基本的《きほんてき》にはまったく同《おな》じで，個人差《こじんさ》のほうが大《おお》きいといわれているのだ。

大脳《だいのう》は，人体《じんたい》のメインコンピューター

中枢神経系《ちゅうすうしんけいけい》は，「脳《のう》」と「脊髄《せきずい》」からなります。

脳《のう》は，頭蓋骨《とうがいこつ》の内部《ないぶ》におさめられています。脳《のう》の重《おも》さは，体重《たいじゅう》60キログラムの成人男性《せいじんだんせい》で1.4キログラム前後《ぜんご》です。脳《のう》は，体重《たいじゅう》の2～3%にすぎないにもかかわらず，心臓《しんぞう》から出《で》る血液《けつえき》の約《やく》15%を受《う》け取《と》り，エネルギーの約《やく》20%を消費《しょうひ》します。

脳《のう》は，「大脳《だいのう》」「小脳《しょうのう》」「脳幹《のうかん》」に分《わ》かれています。

大脳《だいのう》は，思考《しこう》や記憶《きおく》などの高度《こうど》な情報処理《じょうほうしょり》を行《おこな》う，人体《じんたい》のメインコンピューターです。小脳《しょうのう》は，姿勢《しせい》や運動《うんどう》を調節《ちょうせつ》します。脳幹《のうかん》は，間脳《かんのう》，中脳《ちゅうのう》，橋《きょう》，延髄《えんずい》からなり，呼吸《こきゅう》や体温《たいおん》や睡眠《すいみん》などを調《ちょう》整《せい》して，生命《せいめい》を維持《いじ》します。

1 脳《のう》の構造《こうぞう》

外《そと》から見《み》た大脳《だいのう》（A）と，内《うち》から見《み》た大脳《だいのう》（B）をえがきました。
大脳《だいのう》の右半球《みぎはんきゅう》と左半球《ひだりはんきゅう》は，脳梁《のうりょう》で結《むす》ばれています。

A. 外《そと》から見《み》た大脳《だいのう》（左半球《ひだりはんきゅう》）

大脳《だいのう》

脳《のう》の重《おも》さの約《やく》8割《わり》を占《し》め，表面《ひょうめん》に多《おお》くの溝《みぞ》をもちます。高度《こうど》な情報処理《じょうほうしょり》を行《おこな》います。

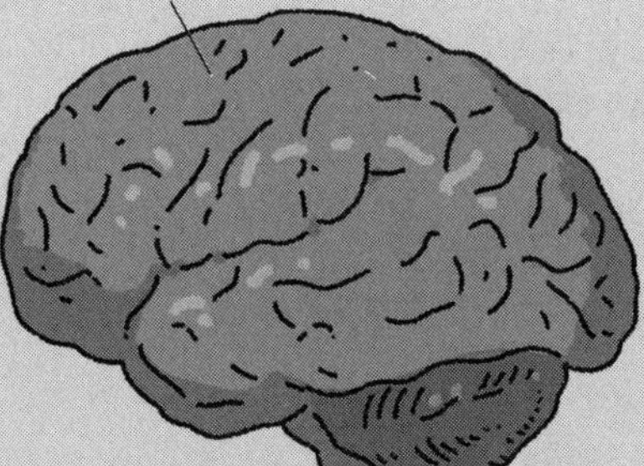

小脳《しょうのう》

運動《うんどう》や姿勢《しせい》の調節《ちょうせつ》をにないます。自転車《じてんしゃ》の乗《の》り方《かた》など，体《からだ》の動《うご》かし方《かた》の記憶《きおく》は小脳《しょうのう》に保存《ほぞん》されます。

B. 内《うち》から見《み》た大脳《だいのう》（右半球《みぎはんきゅう》）

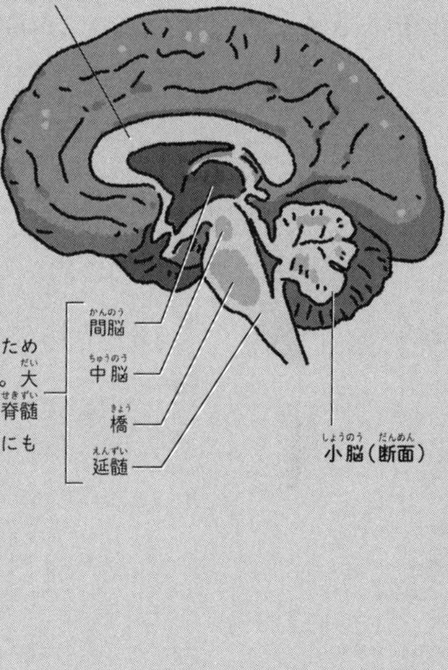
脳梁《のうりょう》
左右《さゆう》の大脳半球《だいのうはんきゅう》をつなぐ部分《ぶぶん》。
脳幹《のうかん》
生命《せいめい》を維持《いじ》するための重要《じゅうよう》な中枢《ちゅうすう》。大脳《だいのう》および小脳《しょうのう》と脊髄《せきずい》をつなぐ連結路《れんけつろ》にもなっています。
間脳《かんのう》
中脳《ちゅうのう》
橋《きょう》
延髄《えんずい》
小脳《しょうのう》（断面《だんめん》）

— 中枢神経系《ちゅうすうしんけいけい》 —

2 脊髄《せきずい》は超重要《ちょうじゅうよう》ケーブル。脊柱《せきちゅう》で保護《ほご》

感覚《かんかく》は，脊髄《せきずい》を経由《けいゆ》して脳《のう》へ届《とど》けられる

脊髄《せきずい》は，首《くび》から腰《こし》までつらなった，太《ふと》くて長《なが》い神経《しんけい》の集《あつ》まりで，31個《こ》の脊髄分節《せきずいぶんせつ》からなります。

全身《ぜんしん》の皮膚《ひふ》や筋肉《きんにく》で得《え》た感覚《かんかく》は，脊髄《せきずい》を経由《けいゆ》して脳《のう》へと届《とど》けられます。また，筋肉《きんにく》を動《うご》かす脳《のう》の指令《しれい》も，脊髄《せきずい》を経由《けいゆ》して全身《ぜんしん》へと届《とど》けられます。

熱《あつ》いものにふれた指《ゆび》を引《ひ》っこめるなど，瞬時《しゅんじ》に危険《きけん》をさける反射《はんしゃ》では，脊髄《せきずい》が脳《のう》のかわりに命令《めいれい》を下《くだ》します。

2 脊髄《せきずい》の構造《こうぞう》

脊髄《せきずい》の構造《こうぞう》をえがきました。脊髄《せきずい》につながっている末梢神経系《まっしょうしんけいけい》を「脊髄神経《せきずいしんけい》」，脳幹《のうかん》につながっている末梢神経系《まっしょうしんけいけい》を「脳神経《のうしんけい》」といいます。

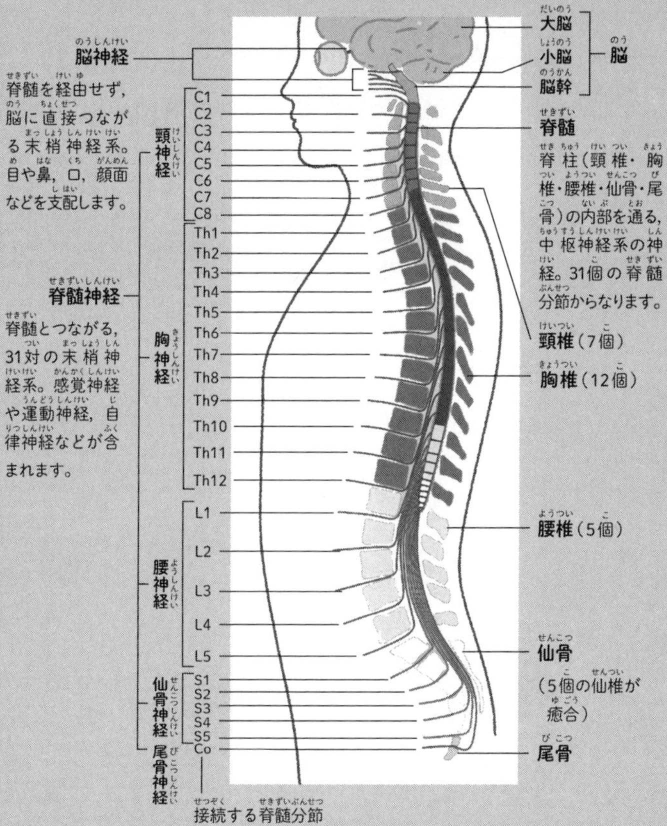

現代《げんだい》の医学《いがく》でも，脊髄損傷《せきずいそんしょう》は治《なお》すことができない

脳《のう》と並《なら》んできわめて重要《じゅうよう》な中枢神経系《ちゅうすうしんけいけい》である脊髄《せきずい》は，脊柱《せきちゅう》（頸椎《けいつい》・胸椎《きょうつい》・腰椎《ようつい》・仙骨《せんこつ》・尾骨《びこつ》）の内部《ないぶ》に収《おさ》められて守《まも》られています。しかし，事《じ》故《こ》などで脊柱《せきちゅう》が大《おお》きな衝撃《しょうげき》を受《う》け，脊髄《せきずい》が傷《きず》ついてしまう「脊髄損傷《せきずいそんしょう》」になると，体《からだ》の一部《いちぶ》や全《ぜん》身《しん》が麻痺《まひ》してしまいます。

現代《げんだい》の医学《いがく》をもってしても，脊髄損傷《せきずいそんしょう》は治《なお》すことができません。世界中《せかいじゅう》の研究者《けんきゅうしゃ》によって，脊髄《せきずい》の再生《さいせい》をめざした研究《けんきゅう》が行《おこな》われています。

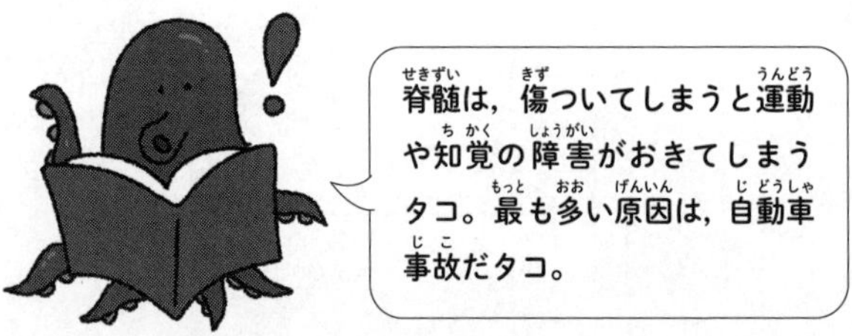
脊髄《せきずい》は，傷《きず》ついてしまうと運動《うんどう》や知覚《ちかく》の障害《しょうがい》がおきてしまうタコ。最《もっと》も多《おお》い原因《げんいん》は，自動車《じどうしゃ》事故《じこ》だタコ。

memo

WHO《ダブルエイチオー》のヘビ

ＷＨＯ《ダブルエイチオー》（世界保健機関《せかいほけんきかん》）の会見《かいけん》を伝《つた》えるニュースなどで，ヘビの巻《ま》きついた棒《ぼう》がえがかれたマークを目《め》にしたことはないでしょうか。**実《じつ》は，このヘビの巻《ま》きついた棒《ぼう》は，「アスクレピオスの杖《つえ》」とよばれるものです。**

アスクレピオスは，ギリシャ神話《しんわ》に登場《とうじょう》する医《い》者《しゃ》で，太陽神《たいようしん》アポロンの息子《むすこ》です。どんな病《やまい》でも治《なお》すことができ，ときには死者《ししゃ》をもよみがえらせたといいます。ところが，それが最高神《さいこうしん》ゼウスの怒《いか》りを買《か》い，世界《せかい》の秩序《ちつじょ》を乱《みだ》すという理由《りゆう》で殺《ころ》されてしまいました。**そのアスクレピオスが常《つね》に手《て》にしていたとされるのが，ヘビの巻《ま》きついた杖《つえ》なのです。**

ヘビは，脱皮《だっぴ》をくりかえすことから，昔《むかし》から生《せい》命《めい》の再生《さいせい》を象徴《しょうちょう》する存在《そんざい》と考《かんが》えられていました。

アスクレピオスの杖《つえ》にヘビが巻《ま》きついているのも，そういった背景《はいけい》があるようです。アスクレピオスの杖《つえ》は，ＷＨＯ《ダブルエイチオー》だけでなく，医師会《いしかい》や救急医療《きゅうきゅういりょう》などのマークとして，世界各国《せかいかっこく》で愛《あい》されています。

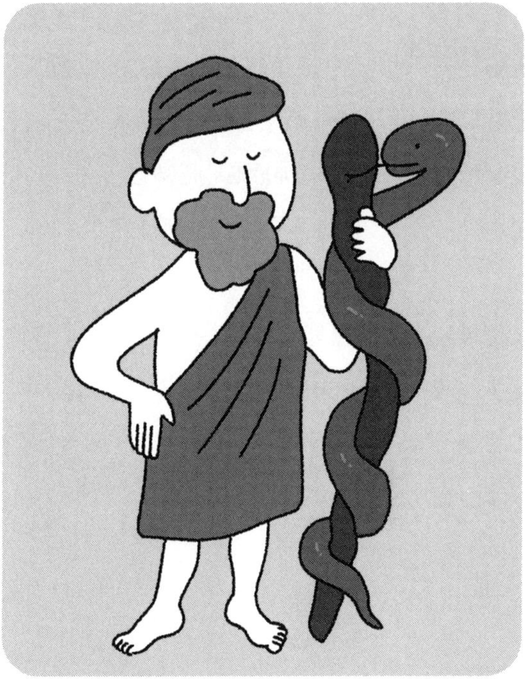

3 皮膚《ひふ》の感触《かんしょく》が伝《つた》わるルートは，1＋31種類《しゅるい》ある

感覚《かんかく》を中枢神経系《ちゅうすうしんけいけい》へ伝《つた》えるのは，感覚神経《かんかくしんけい》

　末梢神経系《まっしょうしんけいけい》は，中枢神経系以外《ちゅうすうしんけいけいいがい》のすべての神経《しんけい》を指《さ》し，全身《ぜんしん》にはりめぐらされています。脳幹《のうかん》につながっている末梢神経《まっしょうしんけい》を「脳神経《のうしんけい》」，脊髄《せきずい》につながっている末梢神経《まっしょうしんけい》を「脊髄神経《せきずいしんけい》」といいます。

　末梢神経系《まっしょうしんけいけい》は，機能《きのう》のちがいによって，「感覚神経《かんかくしんけい》」「運動神経《うんどうしんけい》」「自律神経《じりつしんけい》」に分類《ぶんるい》されます。体《からだ》のさまざまな場所《ばしょ》の感覚《かんかく》を中枢神経系《ちゅうすうしんけいけい》へ伝《つた》えるのは，感覚神経《かんかくしんけい》です。

3 皮膚分節《ひふぶんせつ》

脳幹《のうかん》と脊髄《せきずい》のそれぞれが，全身《ぜんしん》のどの部分《ぶぶん》の感覚《かんかく》を受《う》けもっているかをえがきました。境界線《きょうかいせん》は，ここにえがいたほど明瞭《めいりょう》ではなく，また個人差《こじんさ》もあります。

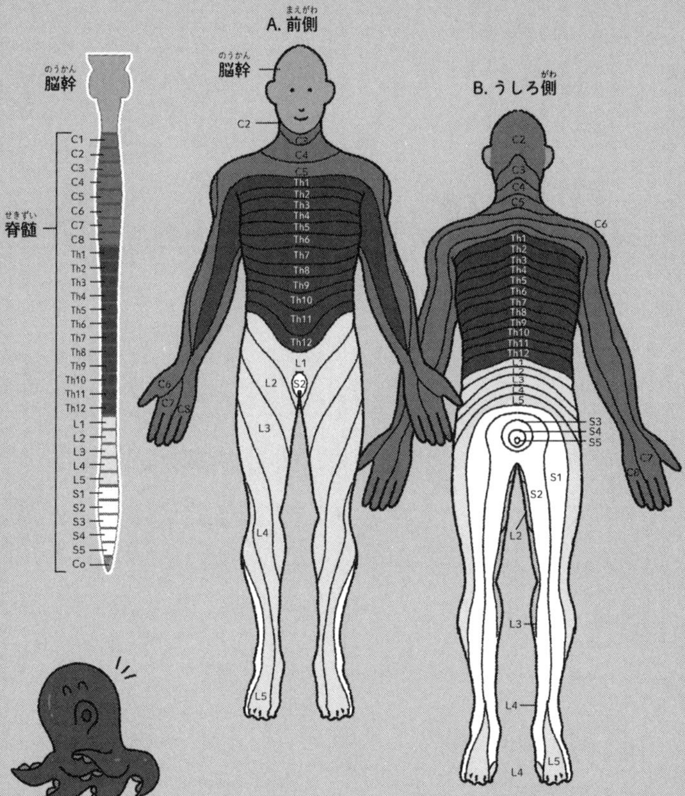

無関係《むかんけい》にみえる体《からだ》の部分《ぶぶん》が，痛《いた》むことがある

183ページのイラストは，脳幹《のうかん》と脊髄《せきずい》が，それぞれ受《う》けもつ体《からだ》の部分《ぶぶん》を色分《いろわ》けしたものです。「皮膚分節《ひふぶんせつ》（デルマトーム）」といいます。

椎間板《ついかんばん》ヘルニアなどの疾患《しっかん》で，脊髄《せきずい》の一部《いちぶ》が圧《あっ》迫《ぱく》されると，体《からだ》の広範囲《こうはんい》がしびれることがあります。また，虫垂炎《ちゅうすいえん》の初期《しょき》にみぞおちやへその上側《うわがわ》に痛《いた》みを感《かん》じたり，狭心症《きょうしんしょう》のときに左肩《ひだりかた》に痛《いた》みを感《かん》じたりすることがあります。

こうした一見無関係《いっけんむかんけい》にみえる体《からだ》の部分《ぶぶん》が痛《いた》むのは，内臓《ないぞう》の痛《いた》みが脊髄《せきずい》に伝《つた》えられた際《さい》に，その脊髄《せきずい》の部分《ぶぶん》が受《う》けもつ体《からだ》の部分《ぶぶん》の痛《いた》みとして感《かん》じてしまうためと考《かんが》えられています。

— 自律神経《じりつしんけい》 —

4 交感神経《こうかんしんけい》は戦闘《せんとう》モード，副交感神経《ふくこうかんしんけい》は休息《きゅうそく》モード

はたらきが相反《あいはん》する，2種類《しゅるい》の神経系《しんけいけい》

興奮《こうふん》すると胸《むね》がドキドキし，リラックスするとおさまります。こうした切《き》り替《か》えを行《おこな》うのが，末梢神経系《まっしょうしんけいけい》に分類《ぶんるい》される自律神経《じりつしんけい》です。自律神経《じりつしんけい》は，「交感神経《こうかんしんけい》」と「副交感神経《ふくこうかんしんけい》」という，はたらきが相反《あいはん》する2種類《しゅるい》の神経系《しんけいけい》からなりたっています。

交感神経《こうかんしんけい》は，危険《きけん》やストレスを感《かん》じたときに，体《からだ》を戦闘《せんとう》モードに近《ちか》づけます。交感神経《こうかんしんけい》がはたらくと，心臓《しんぞう》の拍動《はくどう》が速《はや》まり，鳥肌《とりはだ》が立《た》ち，食欲《しょくよく》がおさえられるといった体《からだ》の変化《へんか》が生《しょう》じます。

自律神経《じりつしんけい》のはたらきは，意思《いし》では変《か》えられない

副交感神経《ふくこうかんしんけい》は，リラックスできる状況《じょうきょう》になったときに，体《からだ》を休息《きゅうそく》モードに近《ちか》づけます。副交《ふくこう》感神経《かんしんけい》がはたらくと，心臓《しんぞう》の拍動《はくどう》は遅《おそ》くなり，食欲《しょくよく》が増《ま》して，胃《い》や腸《ちょう》などのはたらきが活発《かっぱつ》になります。

自律神経《じりつしんけい》のはたらきは，自分《じぶん》の意思《いし》で変《か》えることはできません。不規則《ふきそく》な生活《せいかつ》やストレスなどが重《かさ》なり，自律神経《じりつしんけい》のはたらきが不調《ふちょう》になった状《じょう》態《たい》が，「自律神経失調症《じりつしんけいしっちょうしょう》」です。

全身《ぜんしん》がだるいなどの不調《ふちょう》を感《かん》じたら，まずはゆっくり休《やす》み，生活環境《せいかつかんきょう》を見直《みなお》しましょう。それでも改善《かいぜん》しなければ，医師《いし》に相談《そうだん》するのがよいでしょう。

4 交感神経《こうかんしんけい》と副交感神経《ふくこうかんしんけい》

交感神経《こうかんしんけい》（左側《ひだりがわ》）と副交感神経《ふくこうかんしんけい》（右側《みぎがわ》）が，それぞれ体《からだ》のどこに接続《せつぞく》しているかを模式的《もしきてき》にえがきました。交感神経《こうかんしんけい》は，「交感《こうかん》神経節《しんけいせつ》」とよばれる神経《しんけい》の集《あつ》まりで中継《ちゅうけい》されます。副交感神経《ふくこうかんしんけい》も，「神経節《しんけいせつ》」などで中継《ちゅうけい》されます。

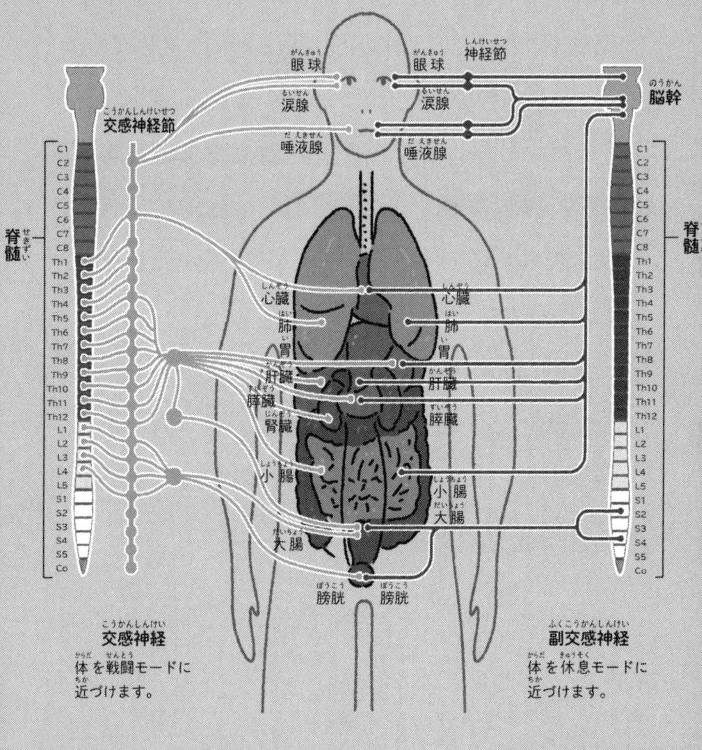

頭痛《ずつう》には，三《みっ》つの代表的《だいひょうてき》な種類《しゅるい》がある

頭痛《ずつう》の源《みなもと》は，脳《のう》ではない

頭痛《ずつう》のときは，頭《あたま》の中《なか》が痛《いた》むように感《かん》じます。しかし頭痛《ずつう》の源《みなもと》は，脳《のう》ではありません。脳《のう》には，痛覚《つうかく》がないためです。頭痛《ずつう》の源《みなもと》は，頭部《とうぶ》にある血管《けっかん》が異常《いじょう》に広《ひろ》がったり，頭部《とうぶ》の筋肉《きんにく》が緊張《きんちょう》したりすることです。その痛《いた》みの情報《じょうほう》が脳《のう》に伝《つた》わり，頭痛《ずつう》となるのです。

頭痛《ずつう》には大《おお》きく分《わ》けて2種類《しゅるい》あります。頭痛自《ずつうじ》体《たい》が病気《びょうき》である「一次性頭痛《いちじせいずつう》」と，くも膜下出血《まくかしゅっけつ》や脳腫瘍《のうしゅよう》，髄膜炎《ずいまくえん》などの疾患《しっかん》にともなってあらわれる「二次性頭痛《にじせいずつう》」です。

一次性頭痛《いちじせいずつう》は，日常生活《にちじょうせいかつ》に支障《ししょう》をきたす

一次性頭痛《いちじせいずつう》は，日本人《にほんじん》の約《やく》3割《わり》が悩《なや》まされている頭痛《ずつう》です。一次性頭痛《いちじせいずつう》の代表例《だいひょうれい》は，「片頭痛《へんずつう》」「緊張型頭痛《きんちょうがたずつう》」「群発頭痛《ぐんぱつずつう》」の三《みっ》つです（190～191ページの表《ひょう》）。命《いのち》にかかわることはないものの，日常生活《にちじょうせいかつ》に支障《ししょう》をきたす場合《ばあい》があります。

一方《いっぽう》，二次性頭痛《にじせいずつう》は，命《いのち》にかかわる危険《きけん》な頭痛《ずつう》です。見分《みわ》けるポイントは，「これまでに経験《けいけん》したことのないようなタイプの痛《いた》み」といえます。突然《とつぜん》の強烈《きょうれつ》な痛《いた》み，手足《てあし》のまひ，しびれ，けいれん，ろれつがまわらなくなる，高熱《こうねつ》，視覚《しかく》の異常《いじょう》などをともなった場合《ばあい》は，すぐに神経内科《しんけいないか》や脳神経外科《のうしんけいげか》を受診《じゅしん》したほうがよいでしょう。

⚠ 三《みっ》つの代表的《だいひょうてき》な頭痛《ずつう》の特徴《とくちょう》

三《みっ》つの代表的《だいひょうてき》な頭痛《ずつう》である，片頭痛《へんずつう》，緊張型頭痛《きんちょうがたずつう》，群発頭痛《ぐんぱつずつう》の特徴《とくちょう》を，表《ひょう》にまとめました。

	片頭痛《へんずつう》	緊張型頭痛《きんちょうがたずつう》	群発頭痛《ぐんぱつずつう》
頻度《ひんど》	年《ねん》に数回《すうかい》～週《しゅう》に1回《かい》までさまざま。平均月《へいきんつき》2回《かい》。	一定《いってい》しない。	群発期《ぐんぱつき》は毎年《まいとし》1～2回《かい》や，数年《すうねん》に1回程《かいてい》度《ど》。群発期《ぐんぱつき》には，2日《ふつか》に1回《かい》～1日《にち》に8回程《かいてい》度《ど》。
持続時間《じぞくじかん》	4時間《じかん》～3日間程度《みっかかんていど》。	一定《いってい》しない。	15分《ふん》～3時間《じかん》。
痛《いた》む場所《ばしょ》	主《おも》に側頭部《そくとうぶ》。頭《あたま》の片側《かたがわ》の場合《ばあい》が多《おお》い（約《やく》6割《わり》）が，両側《りょうがわ》の場《ば》合《あい》もある。	後頭部《こうとうぶ》から首《くび》すじ，こめかみにかけて。頭《あたま》の両側《りょうがわ》が痛《いた》む場《ば》合《あい》が多《おお》いが，片側《かたがわ》の場合《ばあい》もある。	目《め》の奥《おく》や側頭部《そくとうぶ》などが痛《いた》む。頭《あたま》の片側《かたがわ》。
痛《いた》みの特徴《とくちょう》	通常《つうじょう》，拍動性《はくどうせい》がある（拍動性《はくどうせい》がないものもある）。	頭《あたま》が強《つよ》くしめつけられる感《かん》じ。	何《なに》かが突《つ》き刺《さ》さったような激《はげ》しい痛《いた》み。
痛《いた》みの程度《ていど》	ひどい場合《ばあい》には，寝《ね》こんでしまうなど，何《なに》もできない。	仕事《しごと》や家事《かじ》は，なんとかがまんしてできる程度《ていど》の場合《ばあい》が多《おお》い。	じっとしていられず，のたうちまわる。頭《あたま》を壁《かべ》にぶつけたりといった行動《こうどう》もみられる。
発症《はっしょう》のタイミングなど	動《うご》いたり，入浴《にゅうよく》したりすると悪化《あっか》する。月経中《げっけいちゅう》や月経直前《げっけいちょくぜん》に多《おお》い。妊娠中《にんしんちゅう》はおきにくい。ストレスから解放《かいほう》された休日《きゅうじつ》などにおきやすい。	長時間《ちょうじかん》，同《おな》じ姿勢《しせい》をとった場合《ばあい》などにおきやすい。	群発期《ぐんぱつき》にアルコール類《るい》を飲《の》むとおきる。

	片頭痛《へんずつう》	緊張型頭痛《きんちょうがたずつう》	群発頭痛《ぐんぱつずつう》
頭痛以外《ずつういがい》の特徴的《とくちょうてき》な症状《しょうじょう》	頭痛《ずつう》の前兆《ぜんちょう》として，視野《しや》にギザギザの輝《かがや》きが見《み》えたり，視野《しや》の一部《いちぶ》が見《み》えにくくなったりすることがある。吐《は》き気《け》をともなうことがある。音《おと》や光《ひかり》などの刺激《しげき》に対《たい》して過敏《かびん》になる。	肩《かた》や首《くび》すじのこり。めまい。	痛《いた》む側《がわ》の目《め》から涙《なみだ》が出《で》たり，目《め》が充血《じゅうけつ》したりする。鼻水《はなみず》，鼻《はな》づまり。前頭部《ぜんとうぶ》および顔面《がんめん》の発汗《はっかん》。
患者《かんじゃ》の傾向《けいこう》	遺伝《いでん》する傾向《けいこう》がある。若年《じゃくねん》から中年《ちゅうねん》に多《おお》い。女性《じょせい》に多《おお》い。	若年《じゃくねん》から高年《こうねん》。	20～40代《だい》が多《おお》い。男性《だんせい》に多《おお》い。
誘因《ゆういん》になりうるもの	睡眠不足《すいみんぶそく》，過剰《かじょう》な睡眠《すいみん》，月経《げっけい》，肩《かた》こり，ストレス，騒音《そうおん》，特定《とくてい》の食《た》べ物《もの》（チーズ，チョコレートなど），飲酒《いんしゅ》（とくに赤《あか》ワイン）。	精神的《せいしんてき》ストレス，肉体的《にくたいてき》ストレス，うつむき姿勢《しせい》。	群発期《ぐんぱつき》における飲酒《いんしゅ》。
薬以外《くすりいがい》の対処法《たいしょほう》	暗《くら》く静《しず》かな部屋《へや》で安静《あんせい》にする。頭部《とうぶ》の痛《いた》む部分《ぶぶん》を冷《ひ》やす。入浴《にゅうよく》はさける。	ストレッチ体操《たいそう》，マッサージ，入浴《にゅうよく》。	発作時《ほっさじ》に深呼吸《しんこきゅう》。痛《いた》む部位《ぶい》を冷《ひ》やす。
薬以外《くすりいがい》の予防《よぼう》	マグネシウム（アーモンド，にがり入《い》りの天然塩《てんねんえん》，ひじきなど）や，ビタミンB2（牛《うし》・豚《ぶた》・鶏《にわとり》 の肝臓《かんぞう》，ウナギ，牛乳《ぎゅうにゅう》，卵《たまご》など）を摂取《せっしゅ》するとよい。	姿勢《しせい》をただす。長時間《ちょうじかん》，同《おな》じ姿勢《しせい》をとらないで，ときどき休憩《きゅうけい》する。ストレスをためない。	群発期《ぐんぱつき》の禁酒《きんしゅ》。

（出典《しゅってん》：国際頭痛分類第《こくさいずつうぶんるいだい》3版《はん》β版《ばん》）（出典《しゅってん》：ADITUS《アディタス》問診票《もんしんひょう》）

さくいん

A〜Z

あ

い

う

お

か

き

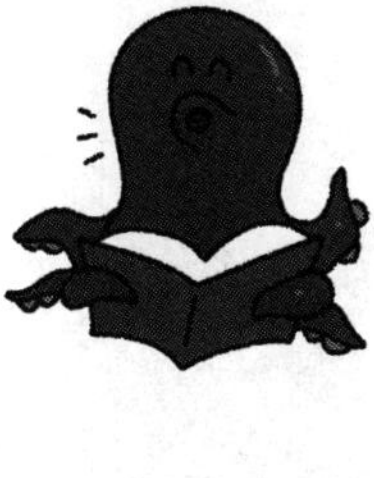

主《おも》な内容《ないよう》

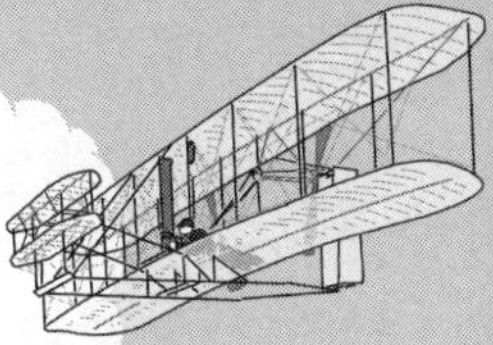

ライト兄弟《きょうだい》の挑戦《ちょうせん》

自転車店《じてんしゃてん》の兄弟《きょうだい》がつくった，ライトフライヤー号《ごう》

特許取得《とっきょしゅとく》！ ねじることができる特別《とくべつ》な翼《つばさ》

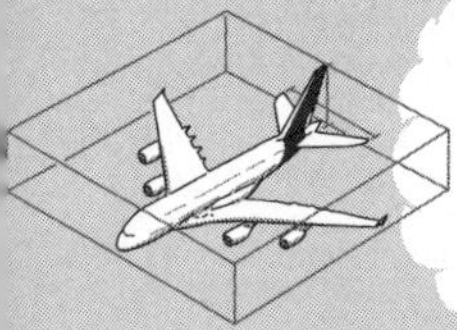

史上最大《しじょうさいだい》の旅客機《りょかくき》A380

飛行機《ひこうき》なのに総《そう》2階建《かいだ》て！ 400人《にん》で旅行可能《りょこうかのう》

胴体《どうたい》の大《おお》きさにくらべて，主翼《しゅよく》が特別《とくべつ》に長《なが》い

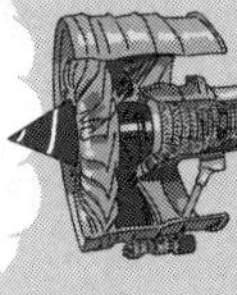

快適《かいてき》な空《そら》の旅《たび》，安定飛行《あんていひこう》のしくみ

突風《とっぷう》にも対応《たいおう》できるのは，尾翼《びよく》があるから

これがA380の心臓《しんぞう》！ ターボファンエンジン

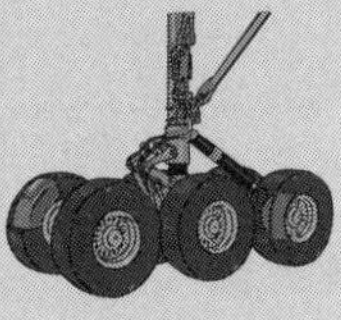

緊張《きんちょう》の一瞬《いっしゅん》。飛行機《ひこうき》の着陸《ちゃくりく》

滑走路《かっそうろ》の表面《ひょうめん》は，滑《すべ》り止《ど》めの溝《みぞ》で筋《すじ》だらけ

三《みっ》つのブレーキを使《つか》って，安全《あんぜん》に停止《ていし》する

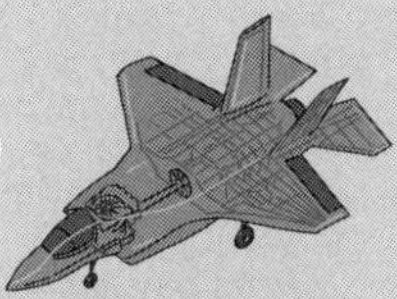

もっと知《し》りたい！ 飛行機《ひこうき》のこと

これが最新鋭戦闘機《さいしんえいせんとうき》「F-35B」の機体《きたい》

鳥《とり》が超危険《ちょうきけん》！ あの手《て》この手《て》で追《お》い払《はら》え

Staff

Editorial Management	中村真哉
Editorial Staff	道地恵介
Cover Design	岩本陽一
Design Format	村岡志津加（Studio Zucca）

Illustration

表紙カバー	【筋肉と骨格】羽田野乃花さんのイラスト（多田彩子さんのイラストを元に作成（①））を元に佐藤蘭名が作成，【ストレッチ】羽田野乃花さんのイラスト（宮川愛理さんのイラストを元に作成）を元に佐藤蘭名が作成，【ヴェサリウス】羽田野乃花，【BMI，タコ】羽田野乃花さんのイラストを元に佐藤蘭名が作成
表紙	【筋肉と骨格】羽田野乃花さんのイラスト（多田彩子さんのイラストを元に作成（①））を元に佐藤蘭名が作成，【ストレッチ】羽田野乃花さんのイラスト（宮川愛理さんのイラストを元に作成）を元に佐藤蘭名が作成，【ヴェサリウス】羽田野乃花，【BMI，タコ】羽田野乃花さんのイラストを元に佐藤蘭名が作成
11	羽田野乃花
15～31	多田彩子さんのイラストを元に羽田野乃花が作成（①）
34～35	宮川愛理さんのイラストを元に羽田野乃花が作成
37	多田彩子さんのイラストを元に羽田野乃花が作成（①）
41	羽田野乃花
44～45	多田彩子さんのイラストを元に羽田野乃花が作成（①）
47～49	宮川愛理さんのイラストを元に羽田野乃花が作成
52～55	木下真一郎さんのイラストを元に羽田野乃花が作成
58～69	羽田野乃花
70～71	【肺の構造】羽田野乃花（①），【気管支】羽田野乃花（②）
73	羽田野乃花（①）
78～79	羽田野乃花
82～83	宮川愛理さんのイラストを元に羽田野乃花が作成
84～147	羽田野乃花
151～153	羽田野乃花（①）
157～187	羽田野乃花

②：気管支の3Dデータ：東京農工大学客員教授 北岡裕子

監修（敬称略）：
坂井建雄（順天堂大学保健医療学部特任教授）

本書は主に，Newton 別冊『人体の取扱説明書』の一部記事を抜粋し，大幅に加筆・再編集したものです。

ニュートン超《ちょう》図《ず》解《かい》新《しん》書《しょ》
最《さい》強《きょう》に面《おも》白《しろ》い　人《じん》体《たい》　取《とり》扱《あつかい》説《せつ》明《めい》書《しょ》編《へん》

2024年5月10日発行

発行人　高森康雄
編集人　中村真哉
発行所　株式会社 ニュートンプレス　〒112-0012 東京都文京区大塚3-11-6
https://www.newtonpress.co.jp/
電話 03-5940-2451

ISBN978-4-315-52806-0